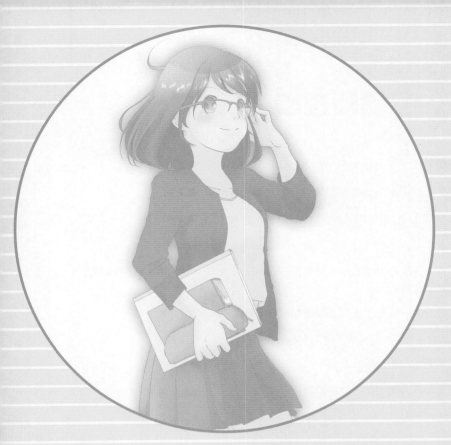

基礎栄養学

栄養素の働きと代謝のしくみを理解するために

小林謙一・福渡努 編

化学同人

執 筆 者 一 覧

大木　淳子	山陽学園短期大学健康栄養学科講師	第2章
勝間田真一	東京農業大学応用生物科学部栄養科学科准教授	第7章
楠堂　達也	帝塚山学院大学人間科学部食物栄養学科准教授	第5章
國本あゆみ	くらしき作陽大学食文化学部栄養学科講師	第6章
小林　謙一	ノートルダム清心女子大学人間生活学部 食品栄養学科教授	編集，第1章，第9章
小林　美里	名古屋学芸大学管理栄養学部管理栄養学科准教授	第11章
竹中　康之	神戸松蔭女子学院大学人間科学部食物栄養学科教授	第3章
中谷　祥恵	城西大学薬学部薬科学科助教	第8章
福渡　努	滋賀県立大学人間文化学研究院教授	編集，第10章
本間　一江	株式会社メトセラ	第4章

(五十音順)

はじめに

「生きるために食べよ．食べるために生きるな」．これは，古代ギリシアの哲学者ソクラテスの言葉であるとされています．では「生きる」と「食べる」との関係性は何でしょうか？　このことを科学的な言葉で説明する学問が「基礎栄養学」といえるのではないでしょうか．つまり，基礎栄養学は，私たちが日々食べているものが，身体の内にどのように「取り込まれ」そして生きるために，どのように「使われていく」のかについて学ぶものです．したがって，基礎栄養学は，栄養学の中でも「基礎的・本質的」な部分を学ぶ科目であり，管理栄養士や栄養士の養成校では1，2年生のうちで学ぶ，非常に重要な科目に位置づけられています．また，管理栄養士国家試験では，試験科目の一角をなしています．加えて，基礎栄養学は，食品学や応用栄養学や臨床栄養学など，非常に多くの「応用的・実践的」な科目と確実に紐づけされています．そのため，基礎栄養学を理解しているのといないのとでは，これらの科目の理解に大きく影響が出てくるわけです．しかし，多くの学生にとって基礎栄養学はとっつきにくく，苦手意識の強い科目であるという現実もあります．それは，化学や生化学といった，これまた皆さんにとって苦手な科目が基礎栄養学の基盤となっているからかもしれません．

　裏を返すと，基礎栄養学をきっちりと押さえていれば，ほかの科目の理解が格段に容易になることも意味しています．また，基礎栄養学はそれぞれの章が関連しており，ストーリー性がしっかりとしている科目です．加えて，生化学（人体の構造と機能及び疾病の成り立ちの一部）と重複している部分も多く，基礎栄養学を理解できれば自ずと生化学もマスターしたことになります．

　本書は，そんな基礎栄養学を無理なく得意科目にしてもらえるように，ひとつの物語（ストーリー）を読む感覚になるように配慮しました．そうすることで，基礎栄養学の知識の定着を確固たるものにし，管理栄養士国家試験に突破できるための学力を養うことができるはずです．また，実際に現場で勤務している管理栄養士の皆さんにも，基礎的な知見のリカレント（学び直し）の教材としても利用していただけると思います．

　さあ，これから「基礎栄養学」という物語の本編へ足を踏み入れてみてください．

　最後に，本書の出版にあたり執筆にご尽力いただいた先生方をはじめ，株式会社化学同人編集部の上原寧音氏に厚く御礼申し上げます．

2022年3月1日

編者・執筆者を代表して　小林謙一，福渡　努

ステップアップ栄養・健康科学シリーズ
刊行にあたって

　栄養士・管理栄養士養成施設には，毎年約 20,000 人もの学生が入学しています．高校で化学や生物などを十分に学んでこなかったりすると，入学後に始まる講義や実験には戸惑う学生も多いことと思います．理系とあまり意識せず入学してきた学生も少なからずいるようです．

　ステップアップ栄養・健康科学シリーズは，やさしく学び始めて，管理栄養士国家試験受験に備えて基礎の力が身につくことを目指す教科書シリーズです．高校で学ぶ化学や生物，数学などの基礎を適宜織り込みながら，学生たちが拒否反応を起こさないように，基礎から理解でき，大学で学ぶさまざまな講義の内容に結びつけて修得できるように構成し，記述にも心がけました．

　さらに，別の科目で学んだ内容がまた別の科目にも関連することが思い浮かぶようにもしています．たとえば食品学で学ぶ食品成分の機能と基礎栄養学で学ぶ栄養素の機能，生化学で学ぶ代謝を関連づけられると，臨床栄養学や応用栄養学，栄養教育論で学ぶ栄養療法が理解しやすくなるでしょう．

　子どもたちへの食育，若い女性の極端なやせの増加，運動習慣を含む生活習慣に由来する非感染性疾患の増加，超高齢社会のなかでの介護予防や生活支援の必要性などという社会状況を眺めてみても，栄養士・管理栄養士がこのような社会で貢献できる役割はこれからも非常に大きいものといえます．

　卒業後にさまざまな施設を始めとした社会で活躍していく学生たちに，大学で基礎となる力をしっかりと身につけて学んでほしい．このような願いをもってシリーズ全体を編集しています．多くの栄養士・管理栄養士養成課程で本シリーズの教科書が役に立てば，これ以上の喜びはありません．

ステップアップ栄養・健康科学シリーズ　編集委員

基礎栄養学　目　次

第4章　炭水化物の栄養　　*49*

第5章　たんぱく質の栄養　　*65*

第6章　脂質の栄養　　　　　　　85

本文イラスト　森　真由美（図 3.2，3.3，3.4，3.5，3.6）

第 1 章

栄養の定義

この章で学ぶポイント

★生命とは何かを踏まえつつ,「栄養」の定義を理解し,「栄養」と「栄養素」
  の違いを説明できるようになろう.

★栄養素の種類や働きについて説明できるようになろう.

★栄養学の歴史をたどりつつ,栄養学という学問体系がどのように構築さ
  れてきたかを理解しよう.

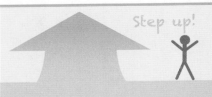

Step up!

◆学ぶ前に復習しておこう◆

ちょっと

生物の特徴	代 謝	酵 素	分 子
生物は多種多様だが「DNA をもつ」という共通性がある. これは, すべての生物の祖先が同じであることを示している.	生体内で起こる連続的な化学反応(合成反応や分解反応など)をいう.	細胞内で起こるさまざまな化学反応は, それぞれの基質に特異的な酵素が触媒(自身は変化せず化学反応を促進する物質)として働く.	酸素は酸素原子2個からできている. このように, 複数の原子が互いの電子を共有してできた粒子を分子という.

1 ｜ 生物（生命）の定義

　栄養学とは，生物の定義を考えることからはじまるといえる．生物を定義づけるうえでの条件を 3 つあげるとすると，①**「内」と「外」を隔てること**，②**代謝反応**，③**自己複製もしくは子孫を残すこと**であろう．これらは，密接に関連しあっている（図 1.1）．

　生物は**細胞**からできているが，その細胞は**細胞膜**という脂質を中心としてできた膜によって「内」と「外」が隔てられている．これによって，細胞内外に異なる世界がつくり出されたことを意味する．また，細胞の集合体である個体としての**生物**も，その体内と体外に隔てることができる．

　しかし，いったん異なる環境がつくられると「秩序」がうまれる．この「秩序」が維持できなければ，朽ち果てていくことになる．それを防ぐために，この秩序を維持するための「エネルギー」が必要になる．そのエネルギーをつくり出す機構が，代謝反応の中心である．また，生体成分も永久不滅の存在ではなく，時間が経つと古くなり，その働きを失っていく．古くなった生体成分を処理して新しい生体成分につくり替えていくことも必要である．それらを行うのも，代謝反応である．これら代謝反応によって，細胞や生体が朽ち果てていくのに抗っているのである．

　しかし，さらに時間が経つと，その生体や細胞といった秩序の維持も難しくなる．これを**老化**といい，その延長線上に死がある．生物は，究極の秩序維持として同じものをつくる，つまり**自己複製**によって新しい細胞をつくり，ひいては子孫を残すという形で秩序を維持しようとしている．

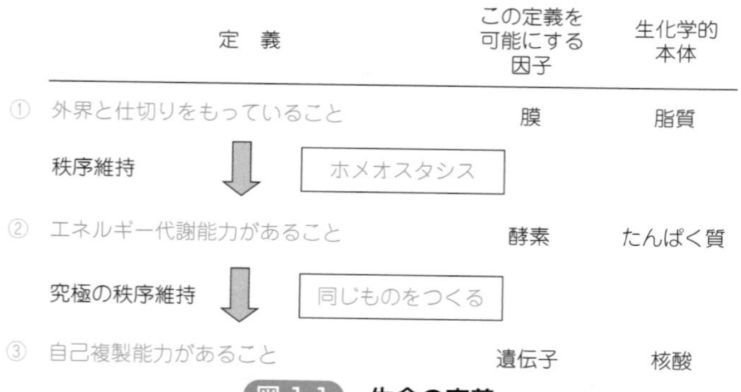

定　義	この定義を可能にする因子	生化学的本体
① 外界と仕切りをもっていること	膜	脂質
秩序維持　⬇　ホメオスタシス		
② エネルギー代謝能力があること	酵素	たんぱく質
究極の秩序維持　⬇　同じものをつくる		
③ 自己複製能力があること	遺伝子	核酸

図 1.1　生命の定義

2 ｜ 栄養の定義

　私たちは，なぜ食べ続けなければ生きることができないのであろうか．
　先述した生物の定義を満たしていくためには，外界から物質（nutrient：**栄養素**）を摂取する必要がある．

　栄養素は，体内に吸収されるとさまざまな形に変換されて，①エネルギーになったり，②体をつくったり，③それらの生体反応を起こしたりすることで，その調節をする．①～③の過程を**栄養**（nutrition）という．したがって，栄養素は「**もの**」であるのに対して，栄養は「**こと**」であるといえる．

2.1　エネルギーをつくる

　食物を食べなければならない大きな理由のひとつは，体内で必要なエネルギーを供給することにある．そのためには，食品分子のなかに蓄えられたエネルギーを取り出す必要がある．この反応のことを**異化反応**という．食物分子は，異化反応によって**酸化**をうけながら，分解されていく．その過程で分子内に蓄えられたエネルギーが放出されることになる．

　一方，異化反応によって取り出されたエネルギーを利用して，生体を維持していくうえで必要な**高分子**（**多糖類**や**たんぱく質**）などの複雑な分子

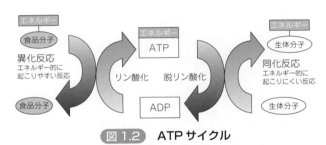

図1.2　ATPサイクル

小野瀬淳一監，木元幸一，後藤潔，『生化学：人体の構造と機能』〈Nブックス〉，建帛社（2009）を参考に作成．

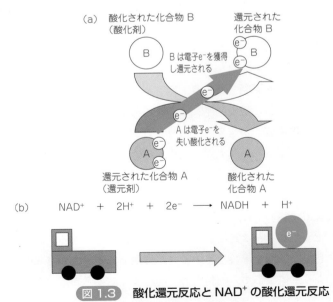

図1.3　酸化還元反応とNAD⁺の酸化還元反応

D. サダヴァほか著，石崎泰樹，丸山敬監訳・翻訳「ブルーバックス　アメリカ版　大学生物学の教科書　細胞生物学」講談社，p. 207を参考に作成（2010）．

の生合成や，筋肉の収縮や細胞内輸送や神経伝達が行われる．このような反応のことを**同化反応**という．

この異化反応や同化反応によってエネルギーがやり取りされているわけだが，その際，効率的なエネルギー変換を可能にしてくれているのが，**ATP**（アデノシン三リン酸）に代表される**高エネルギーリン酸結合**をもった化合物である（図 1.2）．

また，異化反応の際に，食品中の分子の化学結合から電子を取り出し，その運搬に関与しているのが**酸化還元補酵素**の**NAD$^+$**（ニコチンアミドアデニンジヌクレオチド）と**NADP$^+$**（ニコチンアミドアデニンジヌクレオチドリン酸），**FAD**（フラビンアデニンジヌクレオチド）である（図 1.3）．

2.2　体をつくる

食物を食べなければならないもうひとつの大きな理由は，体をつくることである．

私たちの体をつくり上げている細胞は，新しい細胞がつくられることによって，古い細胞に置き換わるものもあれば，一生，新しい細胞と置き換わることができないものもある．しかし，そんな細胞のなかでも細胞内のさまざまな成分は，常に新しいものに置き換わっている．たんぱく質を例にして考えてみよう．

たんぱく質の寿命（半減期）
第 5 章を参照.

生体内に存在するたんぱく質には，それぞれ**寿命**（正確には**半減期**）が存在する．たとえば，オルニチンカルボキシラーゼという酵素の半減期はわずか 11 分間であり，赤血球に存在するヘモグロビンでは 120 日間，皮膚などに含まれるコラーゲンでは約 300 日間である．これを**たんぱく質の代謝回転**といい，基礎代謝の約 15% のエネルギーを消費している．このたんぱく質の代謝回転は常に起こっている．これは，私たちの身体が約 1 年間で新しいたんぱく質とすべて置き換わることを意味している．このことをたんぱく質の「**動的平衡**」という（図 1.4）．

ほかにも骨などは，常に**破骨細胞**による骨の分解（**骨吸収**）と**骨芽細胞**による骨の形成（**骨形成**）が起こっており，これを骨の**リモデリング**という．その骨の成分となっているのが，無機質のカルシウム，リン，マグネシウムなどである．

2.3　生体反応の調節

先述の 2.1，2.2 を生体内で実現しているのが**代謝反応**である．代謝反応を行うのに中心的な役割を果たしているのが**酵素**である．さまざまな酵素たんぱく質による生体反応が，細胞内外で同時多発的に起こることで，高度な生命現象を可能にしている．また，酵素の働きを助けるために，**ビタミンやミネラル**が必要な場合が多い．

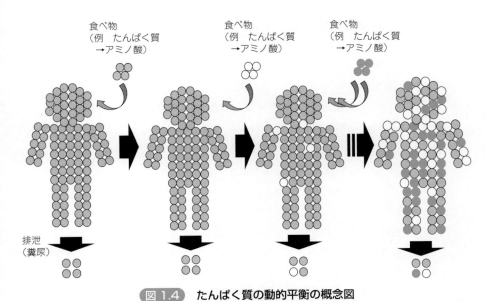

食べ物
（例　たんぱく質
→アミノ酸）

食べ物
（例　たんぱく質
→アミノ酸）

食べ物
（例　たんぱく質
→アミノ酸）

排泄
（糞尿）

図 1.4　たんぱく質の動的平衡の概念図

1 年も経てば，生体のたんぱく質はすべて入れ替わっている．

3 ｜ 栄養素の種類と働き

　栄養素とは，それらの生物の生命維持のために摂取すべき物質のことをいう．**炭水化物**，**脂質**，**たんぱく質**，**ミネラル**，そして**ビタミン**の 5 種類に分類される（**五大栄養素**）．これらの栄養素を機能によって分類すると，**熱量素**（エネルギー源），**構成素**（体の構成成分となるもの），そして**調節素**（生体内の化学反応を調節するもの）となる（図 1.5）．

　この栄養素は，生体内でほかの栄養素に変換されるものもある．たとえば，必須アミノ酸であるトリプトファンから，水溶性ビタミンであるナイアシンを合成することができる．しかし，体内で合成できる栄養素は必ずしも十分量ではないので，食品から摂取しなければならない．

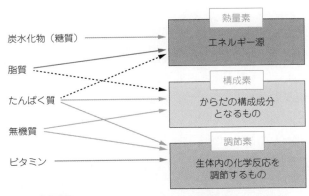

炭水化物（糖質）

脂質

たんぱく質

無機質

ビタミン

熱量素

エネルギー源

構成素

からだの構成成分
となるもの

調節素

生体内の化学反応を
調節するもの

図 1.5　栄養素（nutrient）の機能による分類

3.1　健康の保持としての栄養（欠乏症と過剰症）

　栄養素は，生命の維持が大きな役割であるが，健康の保持という点でも重要である．それは，栄養素の欠乏と過剰が疾患と関係しているからである．栄養素が欠乏すると，**欠乏症**が起こる．例としては，ビタミンB_1の欠乏として**脚気**や**ウェルニッケ・コルサコフ症候群**，ビタミンDの欠乏症として**くる病**や**骨軟化症**，たんぱく質の欠乏症として**クワシオルコル**などが知られている．一方，栄養素の**過剰症**も存在しており，ビタミンAの過剰症である**頭蓋内圧亢進**などが存在する．

　また，開発途上国で飢餓や欠乏症が起こる一方で，先進諸国を中心に豊富であるが偏った食生活が問題となっている．とくに，エネルギーは，過剰に摂取すると中性脂肪となって内臓などに蓄積する．これによる肥満が大きな問題となっている．肥満は，糖尿病や脂質異常症（高脂血症）などと密接に関連しており，それらは，**動脈硬化**の発症リスクを上げる．これらを**メタボリックシンドローム**（図1.6）と呼び，近年，大きな問題となっている．

内臓脂肪型肥満
腹腔内の腸のまわりに脂肪が過剰に蓄積している状態の肥満タイプをいう．女性より男性で多く見られる．

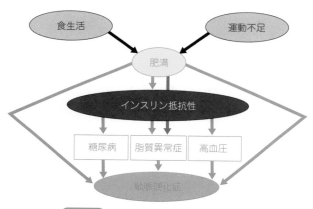

図1.6　メタボリックシンドローム

生活習慣病のなかで，肥満症・糖尿病・脂質異常症・高血圧は，一個人に重複して合併することが多く，動脈硬化症のリスクがさらに高くなる．この疾患概念をメタボリックシンドロームという．

3.2　栄養学の歴史

　栄養学の歴史は，古代ギリシア時代に医学の父といわれたヒポクラテスが，食物が健康に与える影響の重要性に言及したのが起源とされている．

　現代に至るまでの栄養学のさまざまな発見を（表1.1），①エネルギー代謝，②三大栄養素の発見，③ビタミンの発見，④栄養学上の重要なその他の発見に分けて見ていこう．

(1) エネルギー代謝の研究史

　エネルギー代謝に関する研究は，1777年にフランス人の**ラボアジェ**によりはじめられた．ラボアジェは，物質の燃焼が空気中のO_2による酸化

表 1.1 栄養学史年表

		年・人物	内容
エネルギー代謝		1777 年 ラボアジェ	●呼吸と燃焼が同じ現象であることを発見
		1902 年 ルブナー（ルブネル）	●三大栄養素の生理的燃焼値（糖質 4.1 kcal/g，脂質 9.3 kcal/g，たんぱく質 4.1 kcal/g）と定めた食事に伴う熱産生を特異動的作用と命名
		1903 年 アトウォーター	●実用的な三大栄養素の生理的燃焼値（アトウォーター係数：糖質 4 kcal/g，脂質 9 kcal/g，たんぱく質 4 kcal/g）を定めた
三大栄養素の研究史	糖質	1873 年 ベルナール	●肝臓中にグリコーゲンを発見 ●腸管管腔中にショ糖（スクロース）をグルコースとフルクトースに分解するインベルターゼを発見した
		1921 年 マイヤーホフ エムデン コリ夫妻	●解糖系の発見
		1937 年 クレブス	●クエン酸回路（TCA 回路）の発見
		1940 年代 コリ夫妻	●グリコーゲン代謝の解明 ●コリ回路の発見
	脂質	1844 年 ベルナール	●膵液の脂肪分解作用（リパーゼ）の発見
		1880 年 ムンク	●脂肪酸が中性脂肪（トリグリセリド）になることを発見
		1905 年 クヌープ	●脂肪酸の β 酸化説の提唱
		1929 年 バー夫妻	●必須脂肪酸（リノール酸・α リノレン酸）の発見
		1952 年 リネン	●β 酸化の生成物であるアセチル CoA の発見
		1961 年	●脂肪酸の生合成経路の解明
	たんぱく質	1840 年 リービッヒ	●食品中の窒素のほとんどがたんぱく質由来であること，食品たんぱく質の栄養価は窒素の含有量に基づくことを解明
		1883 年 ケルダール	●たんぱく質の硫酸分解による窒素定量法（ケルダール法といわれている）の確立
		1936 年 ローズ	●トレオニン（スレオニン）の発見 必須アミノ酸の概念の確立
ビタミンの研究史	ビタミン B$_1$	1884 年 高木兼寛	●航海中の食事改善による脚気予防策を考案
		1897 年 エイクマン	●米ぬか中に抗脚気因子の存在を発見
		1911 年 鈴木梅太郎	●米ぬかから抗脚気因子のオリザニン（ビタミン B$_1$）を発見
		1912 年 フンク	●米ぬかから抗脚気因子を抽出し，これをビタミン（後にビタミン B$_1$ となる）と命名
	ビタミン C	1747 年 リンド	●壊血病対策として柑橘類が効果ありと発見
		1933 年 セントジェルジー	●ビタミン C（アスコルビン酸）の発見
	その他ビタミン	1915 年 マッカラン	●ラットの成長増殖のための未知の栄養素を脂溶性 A と水溶性 B の 2 種類に分類
		1920 年 ドラモンド	●脂溶性 A，水溶性 B，水溶性 C の名称をビタミン A，ビタミン B，そしてビタミン C に統一
		1925 年 マッカラン	●ビタミン D の発見
		1935 年 ダム	●ビタミン K の発見

分解であることを証明した．その後，彼は，ヒトの呼吸も燃焼と同様に熱を発生することに気づき，同じ現象であることを発見した．この発見が，現代の栄養学につながる学問体系のはじまりといえる．

　1902 年に**ルブナー（ルブネル）**が，三大栄養素の生理的燃焼値を，糖質 4.1 kcal/g，脂質 9.3 kcal/g，たんぱく質 4.1 kcal/g と定めた．さらに彼は食事に伴う熱産生を**特異動的作用**（specific dynamic action：SDA）と名付けた．1903 年にアメリカ人の**アトウォーター**は，消化吸収率を考慮した三大栄養素の生理的燃焼値を，糖質 **4 kcal/g**，脂質 **9 kcal/g**，たんぱく質 **4 kcal/g** と整数で定めた．これを**アトウォーター係数**といい，現在でも使用されている．

(2) 三大栄養素の研究史

(a) 糖　質

　1831 年，**ロークス**は，唾液がデンプンをオリゴ糖に変えることを見出した．1833 年，**ペイヤンとペルソー**が，麦芽の水抽出液からデンプンをブドウ糖（**グルコース**）に変える作用をもつ物質を見出し，ジアスターゼと命名した．1873 年，**ベルナール**は，肝臓中に**グリコーゲン**を発見するとともに，腸管管腔中にショ糖（スクロース）をグルコースとフルクトースに分解する**インベルターゼ**を発見した．1921 年に**マイヤーホフ，エムデン，コリ夫妻**らの研究により**解糖系**が明らかにされた．その後，1937年**クレブス**により**クエン酸回路（TCA 回路）**が発見された．1940 年代コリ夫妻が，グリコーゲン代謝を解明するととともに，**コリ回路**を発見した．

(b) 脂　質

　1844 年，**ベルナール**は，膵液に脂肪を脂肪酸とグリセリンに分解させる作用があることを発見し，これが**リパーゼ**の発見につながった．1880年に**ムンク**は，脂肪酸は吸収中に**中性脂肪（トリグリセリド）**となって，胸腺のリンパ管に中性脂肪として現れることを発見した．1905 年にドイツ人の**クヌーブ**は，脂肪酸の酸化機構として**β 酸化説**を提唱し，1929 年**バー夫妻**は，**必須脂肪酸**を解明している．**リネン**は，1952 年に β 酸化の生成物である**アセチル CoA** を発見し，1961 年に脂肪酸の生合成経路を解明した．

(c) たんぱく質

　1836 年に**ブサンゴー**は，**窒素平衡**の概念を提唱した．この発見により，摂取した窒素量と排泄された窒素量を比較することによって，食品たんぱく質の栄養価測定が可能となった．1836 年に**ムルダー**が，動物性成分を protein（たんぱく質）と命名し，最終的に動物性以外の成分も含まれてたんぱく質という名称が一般化した．1840 年に**リービッヒ**は，食品中の窒素は，ほとんどがたんぱく質由来であることを見出し，食品たんぱく質の栄養価は，窒素の含有量に基づくものとした．1883 年，**ケルダール**は，

コリ夫妻
コリ夫妻は 1947 年にノーベル生理学・医学賞受賞．

クレブス
クレブスは 1953 年にノーベル生理学・医学賞受賞．

リネン
リネンは 1964 年にノーベル生理学・医学賞受賞．

たんぱく質の硫酸分解による窒素定量法（ケルダール法といわれている）を確立した．これにより，**窒素出納法**によるたんぱく質の栄養価測定が容易になった．

たんぱく質の代謝に関しては，1932年にクレブスによって，摂取たんぱく質の窒素を尿素に変換する**尿素回路**が発見された．1934年には**シェーンハイマー**が，体内のたんぱく質とアミノ酸のあいだに**動的平衡**が成り立つことを明らかにし，たんぱく質が常時つくり替えられていることが明らかになった．また1936年，**ローズ**は，**必須アミノ酸**としてのトレオニン（スレオニン）を発見し，8種類の必須アミノ酸必要量を確定した．

(3) ビタミンの発見史

私たちが生きていくうえで，三大栄養素の摂取が必須であることは，比較的早い段階で認知された．しかし，それだけでは不十分であることも認識されてきた．研究が進むうちに明らかになったのは，**ミネラル（無機質）**という栄養素であった（ミネラルに関する歴史については割愛する）．ただし，この4つの栄養素があれば，私たちは生きていくことができるかといえば，まだ不十分であった．それは，いくつかの病気が，それまで主流であった病原菌説では説明することができず，未知の栄養素の「欠乏」が原因であるという着想がなされるようになったからである．そのもっとも古い事例が，1747年，**リンド**がイギリス軍艦の乗組員にオレンジやレモンなどのかんきつ類の果汁を与えることにより，**壊血病**の予防に成功したことである．しかし，まだ経験的な事例としてとらえられていた．このような発見の積み重ねが，ビタミンの発見につながっていくことになる．そのことを概観していこう．

ビタミンの研究史は，**脚気**の原因解明にはじまるといえる．1884年に日本海軍の軍医であった**高木兼寛**（東京慈恵会医科大学の創始者）は，航海中の食事改善によって脚気が予防できることを突き止めた．1897年にオランダ人の**エイクマン**は，白米飼料で脚気になったニワトリが米ぬかの摂取で回復することを確認し，米ぬか中に抗脚気因子が存在することを明らかにした．1911年に日本の鈴木梅太郎は，米ぬかから抗脚気因子の**オリザニン**（ビタミンB_1）を発見した．その1年後の1912年に**フンク**が同様に米ぬかから抗脚気因子を抽出し，これを**ビタミン**（後にビタミンB_1となる）と名付けた．オリザニンとビタミンB_1は同一物質であるが，あとで発見されたビタミンB_1が世界的に一般的とされていった．

一方，1906年，イギリスの**ホプキンス**は，ラットでは糖質，脂質，たんぱく質，無機質だけを与えると成長することができず，全乳を与えると十分に成長することを見出し，全乳中に新しい栄養素が存在する可能性を示した．1915年，アメリカの**マッカラン**は，ラットの成長・増殖のためには未知の栄養素が必要であり，それを脂溶性Aと水溶性Bの2種類に

セントジェルジー
1937年にセントジェルジーはノーベル生理学・医学賞を受賞.

脂溶性ビタミン
ビタミンA，ビタミンD，ビタミンK，ビタミンE.

水溶性ビタミン
ビタミンB群（B₁，B₂，B₆，B₁₂，ナイアシン，パントテン酸，葉酸，ビオチン），ビタミンC.

分類した．そして水溶性Bについては，フンクの発見したビタミンと同一のものとした．1919年，**コーエンとメンデルは**，モルモットに脂溶性Aと水溶性Bを含む飼料を与えても生育せず壊血病になることを明らかにした．その同じ年（1919年）に**ドラモンド**は抗壊血病因子を水溶性Cと命名し，1920年には，脂溶性A，水溶性B，水溶性Cをそれぞれ**ビタミンA，ビタミンB，ビタミンC**に名称を統一した．また，ビタミンBは複合体であることが明らかになり，単離・精製が進められていった．

1925年に**マッカラン**が**ビタミンD**を発見した．その後，1933年に**セントジェルジー**が，ウシ副腎から単離した還元性物質にビタミンC作用があることを発見し，**アスコルビン酸**と命名した．1935年に**ダム**は，血液凝固因子として**ビタミンK**を発見した．

そのような紆余曲折を経てビタミンは，現在では脂溶性ビタミンが4種類，水溶性ビタミンが9種類の13種類が明らかとなっている．

（4）栄養学上の重要なその他の発見・貢献（日本）

1894年，日本の**高峰譲吉**は，小麦ふすまの麹からアミラーゼの抽出に成功し，タカジアスターゼと命名した．また，アドレナリンの結晶化にも成功した．

佐伯矩は，1920年に内務省栄養研究所を設立した．これは現在の国立健康・栄養研究所であり，佐伯は，日本の栄養学研究の礎を築いたといえる．また，栄養学校を設立し**栄養士**という資格をつくり出した．

（5）栄養学上の重要なその他の発見・貢献（世界）

1962年，ニールは，**倹約遺伝子仮説**を提唱した．これは**基礎代謝**や**食事誘発性熱産生**を低下させる遺伝子の存在を示唆するものである．33年後の1995年に，アドレナリンβ3受容体の**遺伝子多型**が脂肪組織の脂肪

Column

脚気論争

日本の栄養学の歴史は，脚気の原因解明が始りである（p. 9参照）．脚気は，精白された白米を食べる習慣が広まった江戸時代以降の江戸で流行した病気であり，「江戸わずらい」と呼ばれた．脚気の症状は，下肢の倦怠感にはじまり，体重減少，心臓機能の低下，そして足のむくみであり，最悪は心不全を起こし死に至る．その原因について，日本では，イギリスの臨床治験を重んじる高木兼寛（海軍軍医）が，食物の不良が脚気の原因であると主張した（たんぱく質不足説…正確には間違いであるが）のに対し，一般には文豪として知られている森鴎外（林太郎）（実は陸軍軍医総監であった）は，ドイツの理論に優先する医学に基づき，脚気の「伝染病説」を主張し，真っ向から対立した．結果的には，ビタミンB₁の発見によって白黒がはっきりとし，食品栄養素の不足が病気につながることが認知されるようになった．

分解やエネルギー代謝に変化を及ぼすことが明らかにされ，彼の仮説を強く支持するものとなった．

(6) 日本人の食事摂取基準

わが国では第二次世界大戦後，食糧不足に伴う栄養素の欠乏や健康障害が大きな問題となっていた．それらの問題を回避するために，1959 年から**日本人の栄養所要量**を公表した．日本人の栄養所要量によって，エネルギーおよび各栄養素の標準となる摂取量が示され，健康増進施策，栄養改善施策等の基本となり，栄養指導，給食計画等の基準として幅広く利用されてきた．

しかし，1960 年代以降，わが国の高度経済成長に伴い，国民の体位が向上し，人口構造や食生活などが大きく変化することで，過剰栄養による肥満症や慢性疾患の増加が新たな問題となっていき，策定目的が大きく変わっていった．その結果，2005 年から「日本人の栄養所要量」にかわり「**日本人の食事摂取基準**」が策定された．

日本人の食事摂取基準とは，厚生労働省が策定するエネルギー摂取量や栄養素摂取量の基準であり，わが国の「健康な個人または集団に対して，国民の健康維持・増進，エネルギー・栄養素欠乏症の予防，過剰摂取による健康障害の予防を目的とした，エネルギーおよび栄養素の摂取量の基準を示したもの」である．日本人の食事摂取基準は 5 年ごとに改定されている．現在は「**日本人の食事摂取基準（2020 年版）**」が適用されており，2024 年まで使用される．食事摂取基準が 5 年に一度改定される理由は，時代の変遷に伴う社会的背景の変化や科学的な最新知見を反映していくためである．

食事摂取基準の数値は，習慣的な摂取量を 1 日あたりに換算した値として示されている．現在の食事摂取基準（2020 年版）は，栄養素欠乏症だけでなく，生活習慣病予防ならびに過剰摂取による健康障害にも対応するために摂取量の範囲が示されている．

4 食 品

栄養素を少なくとも 1 種類以上含み，天然に存在する，もしくは人工的につくられたもので，毒性がなく食べることができるものを**食品**という．私たちはさまざまな食品を組み合わせて，生体が要求する量を過不足なく摂取することが必要である．

食品は，動植物などの生物に由来する（その唯一の例外が食塩である）．つまり，食品成分はそのまま生物の構成成分であるといってよい．しかし，生物は動物や植物など多種多様であり，構成成分にもそれぞれ偏りがある．しかもその加工や調理の過程で食品成分の含有量が変化する．私たちは好

みの食品を摂取する傾向にあり，それによって，栄養素の摂取に偏りが生じることが懸念され，それが栄養素の過不足に伴う健康障害と関連してくる．

　したがって，私たち人間が生存し，かつ健康を維持していくためにはさまざまな食品を食べることで栄養バランスを過不足なく維持しなければならない．そのためには，食品の機能や成分などの食品学の知識も重要となる．

4.1　日本食品標準成分表

　日本で常用されている食品について，標準的な成分値を収載し，文部科学省科学技術・学術審議会資源調査分科会が報告書としてまとめたものを「**日本食品標準成分表**」として公表している．食品可食部 100 g あたりの食品成分の含量などが示されている．学校や病院などの給食業務で栄養素を計算するうえで重要な資料のひとつである．2020 年に公表された「**日本食品標準成分表 2020 年版（八訂）**」が最新版であり，食品数 2,478 が収載されている．

4.2　食品の三大機能

　食品には大きく分けて 3 つの機能があり，これを**食品の三大機能**という．

（1）1 次機能（栄養機能）

　先述の栄養の定義である，2.1，2.2，2.3 のことを **1 次機能**という．食品成分としては**五大栄養素**（糖質，脂質，たんぱく質，ビタミン，ミネラル）であり，そのおもな機能のことをいう．

（2）2 次機能（感覚的・心理的機能）

　食品の**おいしさ（嗜好）**に関与する感覚機能を 2 次機能という．甘味，酸味，塩味，苦味，辛味，うま味，渋味などの味覚のほか，色調や香り，口当たり，歯ごたえ，舌ざわりなど感覚に働きかける機能である．

（3）3 次機能（生体調節機能）

　食品がもつ，免疫などの生体防御，内分泌系，血圧の調節，神経系の調節，消化器系の調節などの**生体調節機能**のことを 3 次機能という．健康の維持や向上，生活習慣病の予防や回復に関係している機能である．これらの成分には**食物繊維**や**ポリフェノール**などの非栄養成分があり，注目されている．近年では，栄養（Nutrition）と医薬品（Pharmaceuticals）を組み合わせた言葉である**ニュートラシューティカルズ**（Nutraceuticals）という概念が注目されている．

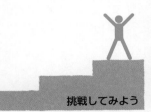

挑戦してみよう

復習問題を解いてみよう
https://www.kagakudojin.co.jp

第2章

食物の摂取

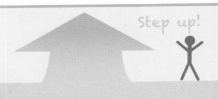

Step up!

ちょっと

◆学ぶ前に復習しておこう◆

── 摂食行動とホルモン ──
脂肪細胞から分泌されるレプチン，膵臓ランゲルハンス島β細胞から分泌されるインスリン，小腸から分泌されるコレシストキニン，ほかにグルカゴン様ペプチド-1は摂食行動を抑制するホルモンである．また，おもに胃から分泌されるグレリンは，摂食行動を促進するホルモンである．

── 視床下部 ──
摂食中枢と満腹中枢は間脳の視床下部にある．

── サーカディアンリズム ──
サーカディアンリズムは体内時計によって規定されている．最も強力な同調因子は明暗サイクルである．

1 ｜ 空腹感と満腹感と食欲

　摂食行動とは，食物を口腔内へ運び，咀嚼・嚥下し栄養素を得る一連の行動である．**摂食**は生命活動の基本であり，私たちは生体を維持するうえで，バランスよく適正な栄養素を摂取する必要がある．

　空腹感（hunger）や**食欲**（appetite）を感じると摂食行動は始まる．十分に食物を摂取すると，ある時点で**満腹感**（satiety）が生じ，それ以上食べられなくなる（図 2.1）．

1.1　満腹感

　満腹感を生じるひとつの理由は，胃が食物で充満し胃壁の伸展が起こると，その刺激が迷走神経を介して脳に伝わるからである．また，食物中に含まれる糖が消化・吸収されて血糖値が上昇すると，**グルコース**が脳を刺激して満腹感が生じる．

　胃壁伸展による刺激は速やかで一時的なものであるのに対し，グルコースによる刺激は，食事開始後約 15 分〜2 時間後まで持続するといわれている．このように，血糖値の上昇には時間がかかるため，「早食い」をすると，満腹感の信号が伝わる前に食べすぎてしまうおそれがあり，肥満の原因になる．適切な満腹感を得るためにも，ゆっくり味わって食べることが大切である．

1.2　空腹感

　空腹感は，胃にほとんど食物が入っていない，または栄養素が不足しているという刺激をうけている状態であり，食べ物を欲する生理的感覚である．

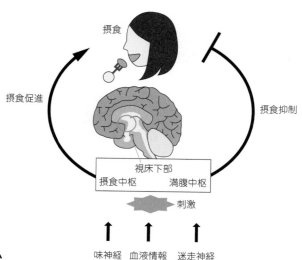

図 2.1　**摂食調節のメカニズム**

　胃壁の弛緩や血糖値が低下した状態は，空腹感を生じるために必要な刺激であるが，その仕組みは，もう少し複雑である．たとえば胃に内容物が入っていない状況でも，何かに集中して作業しているときは，空腹感を感じないことがある．このように，空腹感は内臓感覚だけでなく精神状態などほかの要因による影響もうける．

1.3　食　欲

　食欲とは，ある食物を食べたいと感じる欲求であり，食欲は空腹感により刺激される．さらに，食欲に影響を与えるものには，体に多数存在する感覚器や，外部環境などの刺激が関係することがわかっている．

　食欲が促進される要因として感覚器の刺激がある．たとえば，ステーキが焼ける音や，香ばしい匂い，肉の焼き色などを感知すると私たちの食欲がわく．そして，口に入れたときの舌触りや肉の味などを堪能し，さらに食欲が増すことがある．これは味覚，嗅覚，視覚，聴覚，触覚などの感覚（五感）が刺激されて，その情報が**大脳辺縁系**へ伝わり，食欲が誘導されるからである．また，少量のアルコール（食前酒）摂取は，胃から胃液の分泌を促進して食欲を増幅することが知られている．

　一方で，外部環境からの**刺激（ストレス）**によって食欲が抑制されることがある．たとえば，炎天下の高温条件で作業をするなど，物理的なストレスがかかっているときや，大勢の前で発表をするなどの緊張や不安といった心理的ストレスがかかっているときには，胃に内容物が入っていない状況でも，食欲がわかないことがある．反対に，心理的ストレスによって，空腹ではないにもかかわらず食欲が止まらないこともある．これらの現象は，外部ストレスによって自律神経のバランスが崩れることで，食欲が促進または抑制されるためである．このように，摂食調節にはさまざまな因子が関係していることがわかる．

２　摂食調節の中枢

　摂食調節の中枢は，間脳の**視床下部**に存在する．間脳は，大脳半球と中脳の間にある自律神経の中枢であり，視床下部は摂食調節をはじめ，睡眠覚醒，ストレス応答，体温調整，ホルモン分泌など多様な働きをする．

　かつて，動物を用いた脳内の特定部位を破壊する実験から，視床下部の腹内側核に満腹中枢が，外側野に摂食中枢があるといわれていた．その後，視床下部に多数の神経ペプチドが発見され，摂食調節の中枢はおもに弓状核，室傍核，外側野などに局在していることがわかっている．

　摂食を促進するペプチドには，**メラニン凝集ホルモン**（melanin concentration hormone：MCH），**オレキシン**（orexin：ORX），**ニューロ**

国家試験ワンポイントアドバイス
摂食中枢の場所をおさえよう！

ペプチド Y（neuropeptide Y：NPY），**アグーチ関連たんぱく質**（agouti-related protein：AGRP）などがあり，弓状核や外側野に局在している．摂食を抑制するペプチドは，**メラニン細胞刺激ホルモン**（melanocyte-stimulating hormone：α-MSH），**甲状腺刺激ホルモン放出ホルモン**（thyrotropin-releasing hormone：TRH），**副腎皮質刺激ホルモン放出ホルモン**（corticotropin-releasing hormone：CRH），ウロコルチンなどがあり，おもに弓状核や室傍核に局在する．

　これら神経ペプチドは，それぞれが独立して働くのではなく，末梢からの摂食調節シグナルが視床下部弓状核に伝わり，そこから外側野や室傍核などほかの神経核に投射していく．このように摂食行動は複雑に連携し調

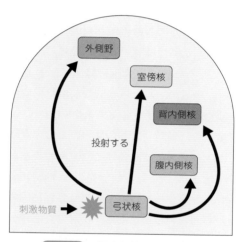

図 2.2　視床下部の摂食調節

表 2.1　おもな摂食調整因子

分類	摂食促進			摂食抑制	
	物質名	産生場所		物質名	産生場所
神経ペプチド	メラニン凝集ホルモン（MCH） オレキシン（ORX） ニューロペプチド（NPY） アグーチ関連たんぱく質（AGRP）	外側野 外側野 弓状核 弓状		メラニン細胞刺激ホルモン（α-MSH） プロオピメラノコルチン（POMC） 甲状腺刺激ホルモン放出ホルモン（TRH） 副腎皮質刺激ホルモン放出ホルモン（CRH） ウロコルチン グルカゴン様ペプチド-1（GLP-1）	弓状核 弓状核 室傍核 室傍核 室傍核 孤束核
ホルモン	グレリン グルココルチコイド	胃 副腎皮質		レプチン インスリン コレシストキニン グルカゴン様ペプチド-1（GLP-1） エストロゲン	脂肪細胞 膵臓 小腸 小腸 卵巣
モノアミン	ノルアドレナリン	下位脳幹		セロトニン ヒスタミン ドーパミン	下位脳幹 結節乳頭核 中脳
代謝物質	グルコース 遊離脂肪酸	小腸・肝臓 脂肪組織	グルコース		小腸・肝臓

節されている（図2.2）.

また神経ペプチド以外の神経伝達物質には**モノアミン**があり，セロトニンやヒスタミン，ドーパミンは**摂食を抑制**し，ノルアドレナリンは**摂食を促進**する（表2.1）.

3 　末梢の摂食調節物質

3.1 　代謝物質

空腹感や満腹感を引き起こす栄養素として，グルコースがあげられる.摂食中枢が血糖値の低下を感受し，摂食を促進する一方で，満腹中枢は血糖値の上昇を感受し摂食を抑制する.

また，遊離脂肪酸の血中濃度は，グルコース供給が不足する空腹時に高くなる.この変化も摂食中枢を刺激し，摂食を促進する.

3.2 　ホルモン

口腔内で食物を咀嚼し，味覚による刺激が大脳に伝わると摂食の開始が認識され，生体内では消化の準備が始まる.消化管をはじめ末梢組織から分泌されるホルモンもまた脳に働きかけて摂食を調節する（図2.3）.

（1）インスリン

インスリンは，膵臓のランゲルハンス島 β 細胞から分泌される.食後の血糖値上昇とともに分泌が高まり，筋肉や肝臓でのグリコーゲン合成を促進し，血糖値を下げ，摂食を抑制する.

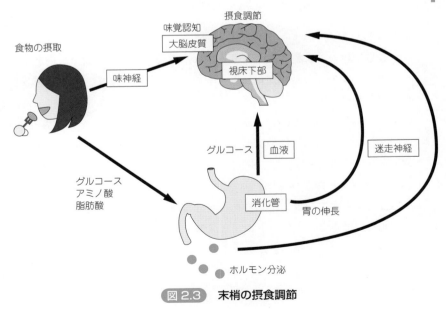

図2.3　末梢の摂食調節

(2) レプチン

レプチン（leptin）は脂肪細胞で分泌され，摂食を抑制する．レプチンという名前は，ギリシャ語で「やせ」を意味するレプトス（leptos）に由来する．レプチンは，脂肪細胞で産生され血中に分泌される．絶食時には低値を示すが，食後，インスリンの刺激をうけると分泌が促進され，摂食を抑制すると考えられている．また，レプチンは交感神経を活性化し，脂肪の燃焼を促し，エネルギー消費を増加させる．レプチンの分泌量と脂肪組織の量には正の相関があり，脂肪組織が肥大すると，分泌されるレプチンの量も多くなり，摂食を抑制する．しかし，体脂肪率の高い肥満者では，分泌されるレプチンの量は多いが，脳にその刺激が伝わりにくい**レプチン抵抗性**を示し，摂食抑制やエネルギー消費の効果が弱くなる（図 2.4）

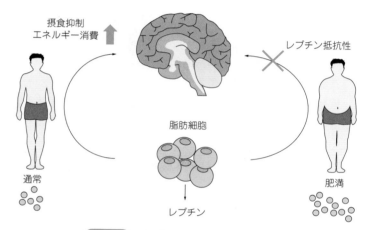

図 2.4　レプチンの作用とレプチン抵抗性

(3) グレリン

グレリンはおもに胃で大量に産生され，成長ホルモンの放出を促進するペプチドホルモンとして知られる．それ以外の作用として，空腹感を誘発し，摂食行動を促進させる．グレリンは迷走神経を介して延髄，視床下部へと情報を伝える．さらに，グレリンは胃酸分泌，胃運動を亢進させる．血中グレリン濃度は，食事によって低下し，反対に空腹や飢餓，神経性食欲不振症で上昇する．

(4) コレシストキニン

コレシストキニンは，グレリンと同様に迷走神経を介して摂食抑制を促すホルモンである．ペプチドやアミノ酸，脂肪酸を含む食物が十二指腸に達するとコレシストキニンが分泌され，胆のうを収縮させ，消化酵素に富んだ膵液の分泌を促進する．また，胃に入った食塊を腸管に送り出す働きを遅延させる．

(5) その他のホルモン

(a) インクレチン

　インスリンが摂食を抑制させることは先に述べたが，このインスリンの分泌を促進するペプチドホルモンとして注目されているのが**グルコース依存性インスリン分泌ポリペプチド**（glucose-dependent insulinotropic polypeptide：**GIP**）と**グルカゴン様ペプチド-1**（glucagon-like peptide-1：**GLP-1**）である．食物中の栄養素を感知すると，GIP はおもに十二指腸，空腸から，GLP-1 はおもに回腸から分泌され，膵臓のランゲルハンス島β細胞に働きかけてインスリン分泌を促す．また GLP-1 は，迷走神経を介し（もしくは延髄孤束核から産生された GLP-1 が），中枢の神経に広く投射し摂食行動の抑制に働くと考えられている．

　GIP や GLP-1 は**インクレチン**と呼ばれ，血糖調節にかかわることから，糖尿病の新たな治療標的としても注目されている．

(b) エストロゲン，グルココルチコイド

　女性ホルモンである**エストロゲン**には，摂食抑制作用がある．女性が閉経後に肥満になりやすいのは，エストロゲンの分泌低下が原因のひとつであると考えられている．また，副腎皮質から分泌される**グルココルチコイド**は摂食を促進する作用をもつ（表2.1）．

4　味覚の感知と伝達

　食欲に影響を与える感覚（味覚，嗅覚，視覚，聴覚，触覚）については先に述べた．五感のなかでもとくに**味覚**は，口腔内に入った食物をその化学的成分が呈する感覚情報から，体に必要なものと有害なものに選別する働きをもつ重要な感覚である．

　舌の上で化学物質を感知する細胞の集合体は，花の蕾に似ていることから**味蕾**（みらい）と呼ばれる．味蕾には，およそ100個の**味細胞**が集合している．味を感知する味蕾は，舌前方部（茸状乳頭），舌縁後部（葉状乳頭），舌根部（有郭乳頭）に存在するほか，軟口蓋，咽頭・喉頭部にも散在している．味蕾総数は，舌の上にはおよそ5,000個と推定されている．

　味細胞は形態学的にI型〜IV型に分類され，II型は甘味や苦味，うま味を感知し，III型は酸味を受容することがわかっている．また，IV型は幹細胞あるいは前駆細胞と考えられている．これらの細胞が混在して集合し味蕾を形成している（図2.5）．

　味細胞は細長い紡錘形をしており，頂端側で化学物質を感知し，そのシグナルは基底膜側から味神経に伝えられ，延髄を経て大脳皮質味覚野に伝わる．大脳皮質では化学的信号が味（**基本五味**：甘味，塩味，酸味，苦味，うま味）として認識される．さらにその情報は扁桃体へ伝えられ，過去の

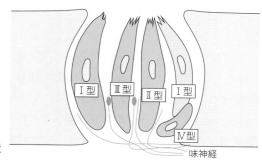

図2.5　**味蕾の構造**

情報と照合し，過去の食体験の記憶も含めて，その食物が好ましいかどうか（快か不快か）の判断を下す．扁桃体の情報は，さらに視床下部に伝えられ，好ましい味の場合は摂食中枢が刺激され，食行動を開始させる．一方で好ましくないと判断した場合は，食行動が抑制される．

　甘味としてエネルギー源となる糖質，うま味としてエネルギーや体構成に必須であるアミノ酸や核酸を感知するため，おいしさとして認識される．塩味はミネラル摂取の情報を伝え，塩化ナトリウムは体液の塩濃度に等しい1％前後で最もおいしさを感じる．しかし，一般的に加齢とともに塩味閾値の上昇傾向が見られ，過剰な塩分摂取は高血圧や心疾患の要因となる．また，苦味として毒物，酸味として腐敗したものを感知するため，警告の信号として送られる．しかし私たちは，苦いコーヒーや酸味のある発酵食品などを好んで食べることがある．これは食経験により，それらが食べられるもの，おいしいものと学習しているからである．

Column

第6の味？「脂肪味」

　私たちは霜降りの肉や，脂がのった刺身，バターたっぷりの洋風料理などを食べると幸福感を得る．脂質の過剰摂取は，生活習慣病を誘発することはいうまでもないが，脂質は最大のエネルギー源であり，生命維持のために欠かせない栄養素である．

　舌の味細胞には，基本五味（甘味，塩味，酸味，苦味，うま味）を感知する受容体やイオンチャネルがあり，それぞれの情報を脳へ伝えている．基本五味のほかにも味細胞上には，脂肪酸受容体であるGPR40やGPR120，脂肪酸トランスポーターであるCD36が発現していることが知られていた．そして最近になって，脂肪酸に特化した神経の存在が明らかになり，動物実験によって，その神経応答はGPR120を通じて脂肪酸の味を伝えることがわかった．「脂肪」を感知するシステムはなぜ備わったのか？　脂肪酸の種類によって違うのか？　ますます味覚研究から目が離せない．

5 ｜ 食物摂取と日内リズム

　ヒトを含む動物の行動は，**サーカディアンリズム（日内リズム）**の影響を受ける．そして，このリズムをつくり出すのが**体内時計**であり，周期はおよそ24時間である．体内時計は，哺乳類では視床下部の視交叉上核に存在している．

　体内時計の周期は，外界からの刺激（**同調因子**）に同調している．最も強力な同調因子は**明暗サイクル**である．視交叉上核は，光情報を目の網膜からうけ取り**松果体**へと伝えると，松果体から**メラトニン**というホルモンが分泌される．メラトニンは，日中に低く，夜間に高くなる日内リズムを刻む．メラトニンは眠りを誘導するホルモンであるため，就寝前には強い光源を避けることが望ましい．

　このように，サーカディアンリズムは，図2.6のような同調因子による情報を体内時計の中枢に伝える**入力系**と，その情報を生理現象に変換する**出力系**から成り立っている．

　また明暗サイクルだけでなく，食事や運動も同調因子となる．副腎皮質ホルモンである**コルチゾール**は，1日3食の規則正しい食事を行うと，食前にピークを示す日内リズムを形成する．また，静脈栄養などで口から食事を摂ることができない場合には，コルチゾールの日内リズムが消失することから，消化管が関与していることが考えられ，食事リズムと口から食べることの重要性を示している．

　体内時計の中枢である視交叉上核の制御下で，あらゆる組織や細胞には体内時計が存在し，多数の遺伝子の発現が約24時間周期の振動を示す．生体内の代謝や，体温，血圧，ホルモン，神経，睡眠，覚醒，摂食などさまざまな生理現象に24時間周期の変化が認められる．たとえば，体温や血圧は，深夜から明け方にかけて最も低く，夕方ごろに最も高くなる．ヒトの成長ホルモンは，夜間の睡眠時に分泌される．夜更かしや徹夜などで十分な睡眠が確保できないと，成長ホルモンの分泌量は低下する．また，体内の時間と環境時間との間に大きな差が生じた場合は，環境時間と同調するまでに時間がかかる．海外旅行に行ったときの時差ボケや昼夜リズムの変動がこれにあたる．

Point!

体内時計はどこある？
視交叉上核を破壊すると，概日リズムが消失し，視交叉上核の移植によって日内リズムが回復する．このことから，哺乳類における体内時計の中枢が視交叉上核であることがわかった．

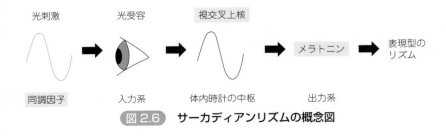

図2.6　サーカディアンリズムの概念図

6 夜食・欠食

　昼夜逆転した生活や，食事リズムの不規則，身体的・社会的ストレスは生体に備わった日内リズムを乱し，体調不良を招く．とくに，夜食や欠食などの不規則な食生活は，内臓疾患を誘発することが知られている．睡眠直前に食事をすると本来眠りにつこうとする体が消化のために働いてしまうために，自律神経のリズムが乱れ，消化管へ負担がかかり，睡眠が妨げられる．さらに，消化管が疲弊した状態のため，翌朝に食欲がわかず欠食するという悪循環に陥りやすい．とくに朝食の欠食は日内リズムを乱してしまい，そのうえ必要なエネルギーを摂取できないため，無気力になりやすい．

　また，夜遅い時間に食事をするほうが，規則的に食事をしている人に比べて，肥満になるリスクや血糖コントロール悪化を招く危険性があることが指摘されている．健康的な生活をおくるには，規則正しい食事が必要不可欠である．

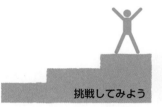

挑戦してみよう

復習問題を解いてみよう
https://www.kagakudojin.co.jp

第3章

消化・吸収と栄養素の体内動態

この章で学ぶポイント

★多くの栄養素は高分子であり，消化管内で消化し，吸収できる大きさまで低分子化する必要があることを学ぼう．

★吸収された栄養素は，水溶性か疎水性かの違いから運搬経路が異なるが，最終的に全身に輸送される．それぞれの運搬経路をまとめよう．

★食物を消化する一連の過程は，自律神経系と内分泌系によってコントロールされていることを理解しよう．

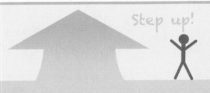

Step up!

◆学ぶ前に復習しておこう◆

ちょっと

管腔内消化
消化腺から分泌された消化液に含まれる，消化酵素による分解をいう．

膜消化
消化酵素による分解のあと，小腸にある吸収細胞の細胞膜に存在する酵素によって行われる，最終段階の分解をいう．膜消化と同時に，受動輸送または能動輸送によって吸収細胞内に吸収される．

交感神経と副交感神経
交感神経と副交感神経は互いに拮抗しあっている．たとえば，交感神経は胃腸の働きを抑制する一方で，副交感神経は促進するなど．

前駆体
ビタミンに対するプロビタミンなど，ある物質が生成される前段階の物質．前駆物質ともいう．

1 | 消化器系の構造と機能

消化器系（図3.1）は，食物を送る**消化管**（口腔，咽頭，食道，胃，小腸，大腸，肛門）と，消化液を分泌する**消化腺**（唾液腺，肝臓，胆嚢，膵臓）から構成される（図3.2）.

1.1　口腔・食道・胃・小腸・大腸の基本構造

消化管は，食物が通る管腔側から粘膜，筋層，漿膜（食道は外膜）からなる．粘膜には，消化液や粘液を分泌する腺が存在する．筋層は基本的に内輪筋層，外輪筋層の2層の**平滑筋**からなる．この2層が，消化管の長軸に垂直，平行という異なる方向へ収縮することで，**分節運動**や**蠕動運動**が可能となる．漿膜は消化管の外側を覆う薄い膜で，臓器の摩擦を防ぐ.

(1) 口腔・咽頭

口腔は消化管の入口にあたり，食物を咀嚼して噛み砕き，唾液で軟らかくする．口腔の付属器として，舌，歯，唾液腺がある．味覚は，舌にある**味蕾**によって認識される.

味　蕾
第2章を参照.

咽頭は鼻腔，口腔，咽頭の後方にあり，食物の通路と空気の通路が交差する場所である．嚥下時には，軟口蓋が背側に動いて，食道への入口を確保しつつ鼻への逆流を防ぐ．同時に喉頭蓋が気道をふさぎ，食塊は気管に入ることなく食道に送られる.

(2) 食　道

食道は咽頭から胃まで約25 cmの管である．食塊の通過は，一方向の

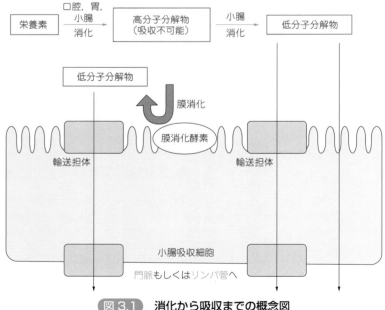

図3.1　消化から吸収までの概念図

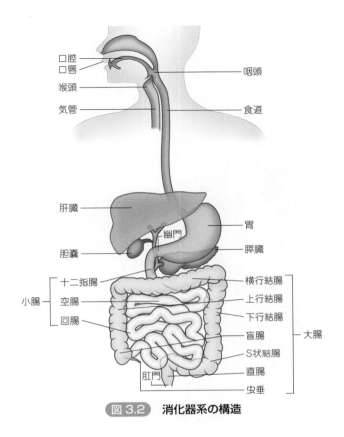

図を構成する各ラベル：
口腔／口唇／喉頭／気管／咽頭／食道／肝臓／幽門／胆嚢／十二指腸／空腸／回腸／小腸／横行結腸／上行結腸／下行結腸／盲腸／S状結腸／直腸／虫垂／大腸／肛門／胃／膵臓

図 3.2 消化器系の構造

蠕動運動により，食道の入口から胃の噴門まで逆流することなく数秒で達する.

(3) 胃

胃は食道に続く袋状構造で，内容物の有無や収縮状態により形を変える. 胃の入口を**噴門**，上部に膨隆した**胃底**，中央部の**胃体**，十二指腸につながる胃の出口を**幽門**という（図 3.3）. 胃の容量は成人で 1,200 〜 1,400 mL になる. 胃腺から分泌される胃液には，胃酸や粘液とともに消化酵素が含まれるので，化学的消化が行われる. 同時に，蠕動運動による機械的消化が行われる. 消化物は十二指腸に少しずつ輸送され，また，腸-胃反射が起こり，胃の運動は抑制される.

食物が胃に滞留する時間は食物の量と質によって異なる. 一般的に糖質の滞留時間は短く，たんぱく質で 2 倍になる. 脂肪は胃の運動を抑制するので，滞留時間はさらに長くなる. また，アルコールや一部の薬剤は胃で吸収される.

(4) 小 腸

小腸は全長 6 〜 7 m の細長い環状器官で，**十二指腸**（約 25 cm），**空腸**（2 〜 3 m），**回腸**（3 〜 4 m）に分けられる. 空腸と回腸の境界は，肉眼でははっきりしない.

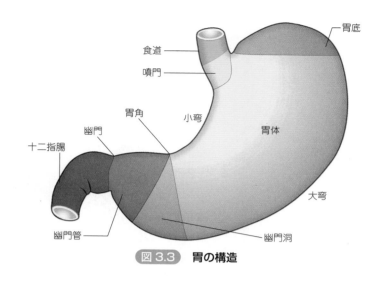

食道

噴門

胃底

胃角

小弯

胃体

幽門

十二指腸

幽門管

大弯

幽門洞

図 3.3　**胃の構造**

　十二指腸には，肝臓でつくられた胆汁を運ぶ総胆管と，膵臓でつくられた膵液を運ぶ膵管の開口部があり，これらが**大十二指腸乳頭（ファーター乳頭）**を形成する（図 3.5）．

　小腸の粘膜には輪状ヒダがあり，その表面には**絨毛**という多数の小突起が出ている．これにより，小腸管腔の表面積は約 30 倍に増える．さらに，絨毛の表面は単層の上皮細胞で覆われており，その大半が吸収細胞である．この吸収細胞の管腔側の細胞膜には，**微絨毛**と呼ばれる無数の突起構造があり，管腔側の表面積を約 20 倍に増大させる．これらの構造により，管腔内の表面積は 600 倍も大きくなり，膜消化や吸収の効率を高めることに役立っている．栄養素の吸収の 90% 以上は小腸で行われる（図 3.4）．

(5) 大　腸

　大腸は長さ約 1.7 m で，**盲腸**，**結腸**，**直腸**からなり，結腸は上行結腸，横行結腸，下行結腸，S 状結腸に分けられる．大腸では水分と一部のミネラルの吸収，短鎖脂肪酸の吸収，糞便の固形化および輸送が行われる．また，腸内細菌による難消化性糖質の発酵，一部のビタミンの合成が行われる．

2 ｜ 消化・吸収と栄養

　多くの栄養素は高分子のため，そのまま吸収できない．そこで，消化管内で分解し，消化管の粘膜を通過できる大きさまで低分子化する必要がある．この分解の過程を**消化**という．そして，分解された栄養素が，消化管の粘膜を通過して，血液やリンパ液へ移送される過程を**吸収**という．

　消化にはおもに**機械的（物理的）消化**，**化学的消化**があり，また，大腸内の腸内細菌が行う消化として**生物学的消化**がある．

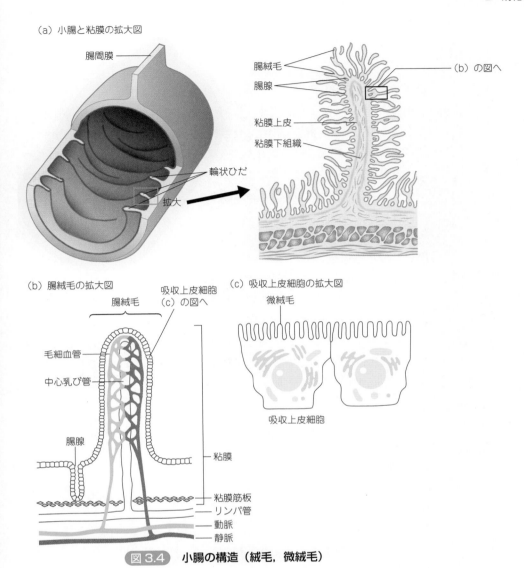

（a）小腸と粘膜の拡大図

腸間膜

腸絨毛
腸腺
粘膜上皮
粘膜下組織

（b）の図へ

輪状ひだ
拡大

（b）腸絨毛の拡大図

腸絨毛
吸収上皮細胞
（c）の図へ

毛細血管
中心乳び管
腸腺
粘膜
粘膜筋板
リンパ管
動脈
静脈

（c）吸収上皮細胞の拡大図

微絨毛
吸収上皮細胞

図3.4　小腸の構造（絨毛，微絨毛）

【機械的（物理的）消化】

　口腔内での咀嚼，胃や腸での蠕動運動や分節運動などによる消化を指す．機械的消化により，食物が破砕，細分化されると同時に，消化液と混合，撹拌，移行される．

【化学的消化】

　食物が消化液中の消化酵素により加水分解される作用を指す．また，酸（胃酸）による変性や分解，膵液による中和，胆汁との結合や乳化などの化学変化も含む．

【生物学的消化】

　大腸内の腸内細菌が未消化物を発酵させる作用を指す．食物繊維のよう

な難消化性糖質は，腸内細菌により短鎖脂肪酸，二酸化炭素，メタンガスなどに分解される．

2.1　水溶性栄養素

　糖質，たんぱく質，水溶性ビタミン，ミネラルは水溶性の栄養素である．これらの栄養素は，**機械的消化**と**化学的消化**により，吸収可能な最小単位まで分解され，小腸で吸収される．吸収細胞の細胞膜は**リン脂質**をはじめとする脂質で構成されているので，吸収される際，特別な経路（**輸送担体**）が必要となる．後述するように，吸収された水溶性の栄養素は，門脈に入り肝臓を経て全身へと輸送される．

2.2　疎水性栄養素

　脂質，脂溶性ビタミンは疎水性の栄養素である．これらも水溶性の栄養素と同様の過程を経て小腸で吸収されるが，消化・吸収には胆汁酸による乳化作用が必要であり，吸収の際にはミセルを形成する．吸収された疎水性の栄養素は，リポたんぱく質の一種である**キロミクロン（カイロミクロン）**に取り込まれ，リンパ管を経て**左鎖骨下静脈**へ運ばれ，全身へと輸送される．

3 ┃ 消化過程　

3.1　唾液腺

　唾液は唾液線から分泌され，おもな唾液線として**耳下腺**，**顎下腺**，**舌下腺**がある．

【耳下腺】

　漿液（水，電解質，α-アミラーゼに富む）をおもに分泌する．

【舌下腺】

　粘液（ムチンに富む）をおもに分泌する．

【顎下腺】

　漿液と粘液の混合物を分泌する．

　唾液は1日あたり1〜1.5 L分泌され，大部分が水であり，ほぼ中性（pH約6.8）である．唾液中の水とムチンが食塊の嚥下，食道通過を容易にする．唾液中には**α-アミラーゼ**が含まれ，でんぷんを加水分解する．また，トリグリセリドを分解するリパーゼも含まれる．

　また，交感神経・副交感神経ともに唾液線に対して促進的に働く．分泌される唾液の多くは，食事摂取時の副交感神経を介した漿液の分泌である．一方，交感神経の興奮によっても，濃度の高い少量の唾液が分泌される．このような刺激がない睡眠中は，唾液分泌はほぼ停止する．

3.2 胃 腺

　胃の内腔表面に，粘膜上皮の陥入（胃小窩）が多数存在する．この胃小窩が胃腺の開口部になっており，pH 1 〜 2 の胃液が 1 日に約 1.5 L 分泌される．胃腺は頸粘液細胞，**壁細胞**，**主細胞**，内分泌細胞（**G 細胞**）から構成される．それぞれの細胞の役割は以下の通りである．

【頸粘液細胞（副細胞）】

　ムチンを主成分とする粘液を分泌する．この粘液は胃の粘膜保護に重要である．

【壁細胞】

　胃酸（**塩酸**）を分泌する．胃酸は食物中のたんぱく質の変性作用や強い殺菌作用がある．また，ビタミン B_{12} の吸収に重要な内因子を分泌する．

【主細胞】

　ペプシノーゲン（ペプシンの前駆体）を分泌する．ペプシノーゲン自体はたんぱく質分解作用をもたないが，胃酸によって活性型の**ペプシン**に転換されたあと，たんぱく質を分解する．また，トリグリセリドを分解するリパーゼも分泌する．

　(1) 〜 (3) の細胞から胃内腔へ分泌されたものが胃液を構成する一方で，血液中に分泌する（内分泌）細胞も存在する．

【内分泌細胞（G 細胞）】

　胃の運動を強めるとともに，胃液分泌亢進作用をもつ**ガストリン**を分泌する．

3.3 膵 臓

　膵臓は胃の裏側にあり，長さ約 15 cm，幅 5 cm，重さ 80 g 程度の細長い器官である．**ランゲルハンス**島という内分泌部も存在するが，膵臓の容積の大部分は膵液を分泌する外分泌部である（図 3.5）．

(1) 内分泌部

　内分泌腺であるランゲルハンス島から糖代謝にかかわるホルモンを分泌する．血糖値が高くなると B 細胞（**β細胞**）から**インスリン**が，血糖値が正常レベルよりも低くなると A 細胞（**α細胞**）から**グルカゴン**が分泌される．

(2) 外分泌部

　外分泌細胞により分泌された膵液は，膵臓の中央を走る膵管を通り十二指腸に分泌される．膵液は通常 1 日あたり 0.7 〜 1.5 L 分泌され，pH 約 8 の**弱アルカリ性**である．膵液は，小腸での消化において重要な役割を果たし，おもな働きとして，中和作用，消化酵素の分泌がある．

(a) 中和作用

　膵液には，HCO_3^-（重炭酸イオン，炭酸水素イオン）が含まれ，胃か

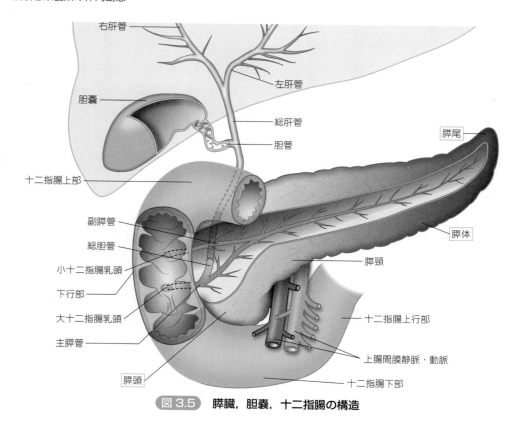

右肝管

左肝管

胆嚢

総肝管

胆管

膵尾

十二指腸上部

膵体

副膵管

総胆管

膵頸

小十二指腸乳頭

下行部

膵頭

大十二指腸乳頭

十二指腸上行部

主膵管

上腸間膜静脈・動脈

膵頭

十二指腸下部

図3.5　膵臓，胆嚢，十二指腸の構造

ら送られてきた酸性（胃酸による）の食物を中和し，小腸内の消化酵素の至適 pH に近づける．

（b）膵液に含まれる消化酵素

膵液中にはさまざまな消化酵素が含まれる（表3.1）．

【糖質分解酵素】

でんぷんの**α-1,4-グリコシド結合**を加水分解する**膵液α-アミラーゼ**が存在する．膵液α-アミラーゼによる分解産物として**マルトース，マルトトリオース，イソマルトース，α-限界デキストリン**が生じる．なお，唾液中の唾液α-アミラーゼも同様にでんぷんを分解するが，胃内で胃酸により短時間で失活する．それに対し，膵液α-アミラーゼは強力な作用を示す．

【たんぱく質分解酵素】

たんぱく質分解酵素の前駆体であるトリプシノーゲン，キモトリプシノーゲン，プロカルボキシペプチダーゼなどが含まれる．これらは，細胞自身が消化される（自己消化）のを防ぐため，不活性型として分泌される．十二指腸に送られたあと，活性型の**トリプシン，キモトリプシン，カルボキシペプチダーゼ**にそれぞれ変換される．

トリプシンやキモトリプシンは，ペプチド鎖の内部のペプチド結合を加

表3.1　膵臓でつくられるおもな消化酵素

基　質		酵素名	分解産物
糖質	でんぷん	膵液α-アミラーゼ	マルトース，マルトトリオース，イソマルトース，α-限界デキストリン
たんぱく質	たんぱく質 ポリペプチド	トリプシン （トリプシノーゲン）	ポリペプチド オリゴペプチド
		キモトリプシン （キモトリプシノーゲン）	
		エラスターゼ （プロエラスターゼ）	
		カルボキシペプチダーゼ （プロカルボキシペプチダーゼ）	オリゴペプチド アミノ酸
脂質	トリグリセリド	膵液リパーゼ	モノグリセリドと脂肪酸
	コレステロールエステル	コレステロールエラスターゼ	コレステロールと脂肪酸
	リン脂質	ホスホリパーゼ A_2	リゾリン脂質と脂肪酸
核酸	DNA	デオキシリボヌクレアーゼ	ヌクレオチド
	RNA	リボヌクレアーゼ	

酵素名の（　）内は前駆体物質の名称.

水分解する**エンドペプチダーゼ**であり，カルボキシペプチダーゼはカルボキシ末端からペプチド結合を加水分解する**エキソペプチダーゼ**である.

【脂質分解酵素】

　トリグリセリドのエステル結合を加水分解する膵液**リパーゼ**を含む.また，コレステロールエステルを加水分解するコレステロールエステラーゼ，ホスファチジルコリン（レシチン）などのグリセロリン脂質のエステル結合を加水分解する**ホスホリパーゼ A_2** などを含む.

【核酸分解酵素】

　核酸を分解するヌクレアーゼが存在する.

Column

急性膵炎（膵臓の自己消化）を防ぐ機構

　膵臓は，自己消化（膵炎）を防ぐために，不活性型の前駆体（トリプシノーゲン，キモトリプシノーゲン，プロカルボキシペプチダーゼなど）としてたんぱく質分解酵素を分泌している.これらは十二指腸に分泌されたのちに活性型となる.また，膵臓はトリプシンインヒビターも分泌している.しかし，なんらかの原因（アル

コールの過飲，胆石症など）をきっかけに，膵臓内でトリプシノーゲンがトリプシンに過剰に活性化され，トリプシンインヒビターによるトリプシン阻害活性を上回ると，ほかのたんぱく質分解酵素前駆体が連鎖的に活性化され，膵臓の自己消化が起こる.これが急性膵炎である.

3.4　肝　臓

(1) 肝臓の構造

　肝臓の重さは約1〜1.4 kgで，人体最大の臓器である．右葉，左葉，方形葉，尾状葉の四葉からなる．肝臓はほかの臓器と異なり，動脈だけでなく**門脈**という静脈からも血液が供給される．門脈を流れる血液量は多く，肝動脈を流れる血液の約4倍もの量になる．

　肝臓の機能の最小単位は，1〜2 mmの角柱状の形をした**肝小葉**であり，1つの肝小葉には約50万個の肝細胞が含まれる．肝動脈と門脈は肝小葉の角柱の角の部分に沿って走る．肝動脈と門脈がそれぞれ枝分かれしてできる**類洞**と呼ばれる**毛細血管**は，肝小葉のなかを通り，血液と肝細胞の間で物質がやり取りされる．類洞を流れる血液は，肝小葉のなかにある静脈（中心静脈）に集まり，肝静脈を経て心臓に戻る．また，肝小葉のなかには毛細胆管があり，肝細胞でつくられた胆汁を運ぶ．毛細胆管は，肝小葉の角の部分に沿って走る胆管につながり，胆汁は胆嚢へ送られる（図3.6）．

> **国家試験ワンポイントアドバイス**
> 門脈とは，胃，小腸，大腸，膵臓などの消化管，脾臓からの静脈血を集めて，肝臓に運ぶ静脈である．

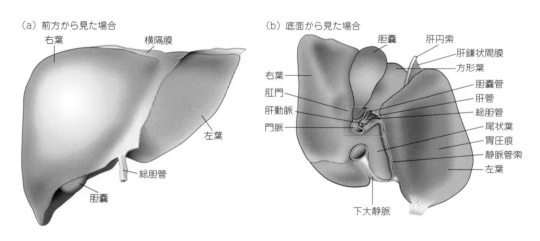

(a) 前方から見た場合

右葉　横隔膜　左葉　総胆管　胆嚢

(b) 底面から見た場合

胆嚢　肝円索　肝鎌状間膜　方形葉　胆嚢管　肝管　総胆管　尾状葉　胃圧痕　静脈管索　左葉　右葉　肛門　肝動脈　門脈　下大静脈

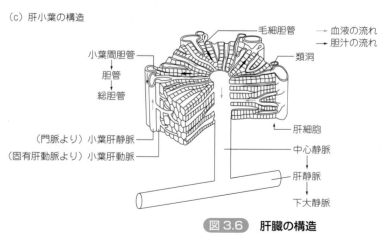

(c) 肝小葉の構造

毛細胆管　→血液の流れ　→胆汁の流れ　類洞　小葉間胆管　胆管　総胆管　肝細胞　（門脈より）小葉肝静脈　（固有肝動脈より）小葉肝動脈　中心静脈　肝静脈　下大静脈

図3.6　肝臓の構造

(2) 肝臓の機能

　肝臓は生命維持にきわめて重要な役割を担っている．おもに，栄養素の代謝（糖代謝，たんぱく質代謝，脂質代謝，ビタミンDの活性化），栄養素の貯蔵，胆汁の生成・分泌，解毒作用などがあげられる．

3.5　胆　嚢

　胆嚢は肝臓の下面に付着し，長さ約8cm，容積約50～70mLの小さな袋状の器官である．肝臓で生成された**胆汁**は胆嚢で一時的に蓄えられ，濃縮をうける．食物の摂取・消化に伴い，**コレシストキニン**により刺激をうけると，胆嚢は収縮し，貯蔵されていた胆汁が胆管を経由して十二指腸に分泌される．

　胆汁は肝臓で生成され，1日の分泌量は0.5～1L，pH6.9～7.7である．胆汁の大半は水分であり，その他の成分として（一次）**胆汁酸**，リン脂質（レシチン），コレステロール，胆汁色素（**ビリルビン**）などを含む．なお，胆汁には消化酵素は含まれない．

　胆汁酸は強力な界面活性剤であり，小腸内での脂質や脂溶性ビタミンの消化・吸収に重要な役割を果たしている．小腸に分泌された胆汁酸は，95～98％が回腸で吸収され，門脈を経て肝細胞に取り込まれ，再び胆汁中に分泌される（**腸肝循環**）．

3.6　小　腸

　十二指腸腺（ブルンネル腺），腸腺（リーベルキューン腺）から腸液が1日に1.5～3L分泌される．腸液は粘液質の**弱アルカリ性**で，酸性の胃からの消化物を中和するとともに，粘膜を保護する．腸液中には消化酵素が存在するが，これは腸液中に分泌されたものではなく，**絨毛細胞（吸収細胞）**が破壊された結果，出てきたものとされる．

　小腸は，胃からの消化物を，腸管の**蠕動運動**や分節運動によって，腸液，膵液，胆汁と混合して管腔内消化を行いつつ，下部に移送する．そして，消化産物は膜消化されると同時に，吸収細胞に取り込まれ吸収される．

　小腸では，膵液中に不活性型の前駆体として含まれ，十二指腸に分泌される消化酵素が活性化され作用する．トリプシノーゲンは，十二指腸内で分泌される**エンテロキナーゼ（エンテロペプチダーゼ）**によって部分分解をうけ，活性型のトリプシンとなる．同時に，トリプシンは自己触媒的にトリプシノーゲンをトリプシンに変換する．また，トリプシンはキモトリプシノーゲンをキモトリプシンに，プロカルボキシペプチダーゼをカルボキシペプチダーゼに変換する（図3.7）．

国家試験ワンポイントアドバイス

酵素前駆体：酵素のなかには，活性をもたない前駆体として生成され，加水分解や構造変化などの生化学的変化をうけて活性を発現するものがある．この過程を活性化といい，この活性化反応がプロテアーゼによる限定分解の場合は，酵素前駆体をチモーゲンまたはプロ酵素と呼ぶことが多い．

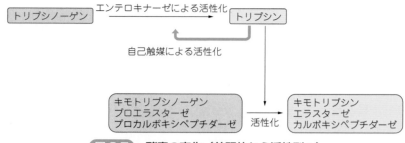

図3.7　酵素の変化（前駆体から活性型へ）

3.7　管腔内消化の調節

　消化・吸収は，食物を摂取したのち，無意識のうちにスムーズに行われている．これは，神経（おもに**自律神経**）系と内分泌系という2つの仕組みを通して，消化液の分泌と消化管の運動を調節しているためである．

(1) 脳相，胃相，腸相

　食事に対する消化器系の応答は，**脳相**（頭相），**胃相**，**腸相**に分けられる．

（a）脳　相

　食物を見たり（**視覚**），匂いを嗅いだり（**嗅覚**），味わったり（**味覚**）する刺激が延髄に伝わる．そして，**迷走神経**が刺激をうけ，神経伝達物質である**アセチルコリン**が分泌され，胃の壁細胞から胃酸が，主細胞から**ペプシノーゲン**が分泌される．また，迷走神経は **G 細胞**にも働き，**ガストリン**が分泌されて胃酸分泌が起こる．

（b）胃　相

　食物が胃に入ると，胃は**機械的刺激**（胃壁の拡張による）と**化学的刺激**（食品成分・消化物による）をうける．機械的刺激によって，迷走神経反射や壁在神経叢を介した反射により，胃酸，ペプシノーゲン，ガストリン分泌が起こる．また，化学的刺激は G 細胞に受容され，ガストリンが分泌される．なお，胃の内容物の pH が 2 以下になるとガストリンの分泌は抑制される．

（c）腸　相

　胃の内容物が十二指腸に入ると，十二指腸内 H^+ 濃度の上昇，たんぱく質消化物（ペプチド），糖質，脂質，浸透圧の変化などの刺激により，**コレシストキニン**（CCK）や**セクレチン**などの消化管ホルモンが分泌され，膵液や胆汁の分泌が促進される．また，セクレチンは胃液やガストリンの分泌を抑制し，コレシストキニンは胃内容物の排出を抑制する作用をもつ．

(2) 自律神経による調節

　消化管は一般に**交感神経**と**副交感神経**の支配をうける．副交感神経によって消化器の運動・分泌機能が促進され，逆に交感神経によって抑制される．たとえば，迷走神経はおもに副交感神経からなり，前述のように迷

表3.2　おもな消化管ホルモン

消化管ホルモン	分泌器官 （細胞）	おもな作用
ガストリン	胃，十二指腸 （G 細胞）	胃酸分泌促進 ペプシノーゲン分泌促進
セクレチン	十二指腸，空腸 （S 細胞）	膵臓からの HCO_3^-（重炭酸イオン）分泌促進 胃酸・ガストリンの分泌抑制
コレシストキニン（CCK）	十二指腸，空腸 （I 細胞）	胆汁分泌（胆嚢収縮）促進 膵酵素分泌促進
グルコース依存性インスリン分泌刺激ホルモン（GIP）	十二指腸，空腸 （K 細胞）	胃酸・ガストリンの分泌抑制 インスリン分泌促進

走神経の刺激によってガストリンの胃液分泌作用が促進される．

(3) 消化管ホルモンによる調節

内分泌系による管腔内消化の調節として，**消化管ホルモン**による調節があげられる．さまざまな消化管ホルモンを分泌する内分泌細胞が胃や腸に散在している．代表的な消化管ホルモンを表3.2に示す．

4 ｜ 膜消化，吸収

摂取した食物は，そのままの形で消化管から吸収できないため，消化管粘膜を通過できるように，低分子まで分解する必要がある．消化はその作用部位によって**管腔内消化**と**膜消化**に大別される．管腔内消化は消化管内で行われ，分泌された消化液と食物が混和し，消化液中に含まれている消化酵素の作用で食物が分解される．管腔内消化では，高分子物質の内部の結合を切断するが，吸収可能な低分子までは分解できない．管腔内消化で得られた消化物は，小腸の絨毛細胞上の微絨毛膜に局在する酵素により，吸収可能な低分子にまで加水分解される．これを**膜消化**という．同時に，分解産物は同じ膜の近傍にある膜輸送担体によって細胞内に取り込まれる．たとえば，でんぷんは管腔内消化として α-アミラーゼの作用をうけ，マルトースなどのオリゴ糖に分解される．これらは，絨毛細胞上の微絨毛膜に局在する酵素であるマルターゼ，イソマルターゼなどによりグルコースまで加水分解される（図3.9）．

4.1　膜の透過

消化した栄養素は，小腸上皮吸収細胞の細胞膜（**刷子縁膜**）を通過して細胞内へ移行する．そして，細胞内を移動したのち，基底膜を通過して，血液やリンパ液に移行する．刷子縁膜や基底膜側の細胞膜は，リン脂質の二重層にたんぱく質などが組み込まれた構造をしている．分子量が非常に

刷子縁膜
小腸および腎臓（尿細管）の上皮細胞の頂端膜の呼び名．微柔毛が発達し，刷子で縁取られたような形から名づけられている．

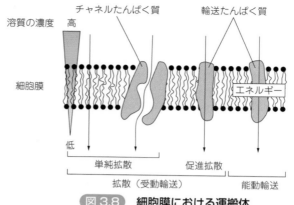

図 3.8　細胞膜における運搬体

　小さい物質や脂溶性物質は，リン脂質二重層を通過しやすいが，イオンや親水性の分子などの粒子は通過しにくい．栄養素の多くは水溶性で細胞膜を通過しにくいので，細胞膜を貫通して存在する**膜たんぱく質**を介して，細胞を出入りする．このような物質の移動は，エネルギーを使わないチャネルや担体，エネルギーを使うポンプなどによって行われる（図 3.8）．また，細胞膜のリン脂質二重層や膜たんぱく質を通過できないような大きな分子などは，細胞膜のくぼみから取り込まれる〔**エンドサイトーシス（飲食作用）**〕．

4.2　能動輸送

　細胞内外の物質の濃度差を**濃度勾配**といい，細胞膜を介した物質輸送は，濃度勾配に従った**受動輸送**と，エネルギーを必要とし，濃度勾配に従わない**能動輸送**に分けられる（表 3.3）．

　受動輸送には，**単純拡散**と**促進拡散**がある．単純拡散には 2 つの経路が存在し，脂質二重層のすきまを介した経路，細胞膜を貫くチャネルを介した経路がある．輸送速度は，物質の濃度差が大きいほど速い．

　促進拡散では，輸送される物質が細胞膜上の担体と結合し，これを介し

表 3.3　受動輸送と能動輸送の比較

	受動輸送		能動輸送
	単純拡散	促進拡散	
基質濃度	濃度勾配に従う（高 → 低）		濃度勾配に逆らう（低 → 高）
エネルギー	依存しない		依存する
輸送担体	依存しない	依存する	依存する
輸送される栄養素（例）	脂肪酸 脂溶性ビタミン	フルクトース	グルコース ガラクトース アミノ酸 ジペプチド・トリペプチド

て細胞膜を通過する．単純拡散よりも輸送速度は速いが，担体の数には限りがあり，輸送される物質の量が多くなると，輸送速度に飽和現象が見られる（図3.8）．

能動輸送では，物質を濃度勾配に逆らって輸送する．このため，エネルギー（ATP）を必要とし，輸送担体を介して輸送する（図3.8）．能動輸送は，エネルギーの利用の仕方により，**一次性能動輸送**，**二次性能動輸送**などに分類される．

一次性能動輸送では，ATPの加水分解エネルギーを直接利用して物質を輸送する．代表的な例として**ナトリウムポンプ**（Na^+/K^+-ATPアーゼ）があり，このポンプは細胞内から細胞外へNa^+を汲み出す．

二次性能動輸送は，一次性能動輸送により生じたイオンの濃度勾配を利用して，濃度が高いほうから低いほうへ移動するイオンとともに，ほかの物質が輸送担体を介して移動する輸送形態である．代表的な例として**Na^+/D-グルコース共輸送担体**（**SGLT1**）があり，細胞内外のNa^+の濃度勾配を利用して，細胞外のグルコースを細胞内へ輸送する（図3.9）．

5 栄養素別の消化・吸収

5.1　炭水化物

ヒトが摂取する糖質の大部分はでんぷん（**多糖類**）であり，そのほかに**二糖類**（スクロース，ラクトース，マルトースなど），**単糖類**（グルコース，フルクトース，ガラクトースなど）がある．多糖類と二糖類は消化酵素により分解をうけ，単糖として吸収される．

食物繊維はヒトの消化酵素では分解されないが，一部は大腸で腸内細菌による嫌気的発酵をうけ，**短鎖脂肪酸**，二酸化炭素，メタン，水素ガスなどに分解される．吸収された短鎖脂肪酸はエネルギー源となる．

（1）管腔内消化

でんぷんは，唾液および膵液に含まれるα-アミラーゼにより管腔内消化をうける．α-アミラーゼは，でんぷんを内部からランダムに切断するがα-1,6結合を切断できず，α-1,4結合のみを切断するため，分解産物としてグルコースは生成されず，マルトース，マルトトリオース，イソマルトース，α-限界デキストリンが生じる（表3.4）．

（2）膜消化

管腔内消化によって生じたでんぷんの分解産物は，小腸の絨毛細胞（吸収細胞）上の刷子縁膜に局在する酵素である**マルターゼ**，**イソマルターゼ**（α-1,6結合を切断）などによりグルコースまで加水分解される．食物中のスクロース，ラクトース，マルトースは，次のように加水分解をうける（表3.4）．

国家試験ワンポイントアドバイス

α-アミラーゼには，唾液由来と膵臓由来が存在する．どちらもでんぷんを基質として，同じ分解反応を触媒する．このように，同一個体中に存在し，化学的には異なるたんぱく質分子が同じ化学反応を触媒するとき，この酵素群をアイソザイムと呼ぶ．

表 3.4　**糖質のおもな消化酵素**

存在部位	酵素名	基質特異性または分解産物
唾　液	唾液α-アミラーゼ	でんぷんのα-1,4 結合を加水分解．分解産物はマルトース，マルトトリオース，イソマルトース，α-限界デキストリン
膵　液	膵液α-アミラーゼ	唾液α-アミラーゼと同じ
小　腸 （吸収細胞細胞膜）	グルコアミラーゼ	でんぷんの分解産物（マルトース，マルトトリオース，α-限界デキストリンなど）を非還元末端からグルコース単位で分解
	イソマルターゼ	イソマルトースのα-1,6 結合を加水分解し，グルコース 2 分子が生じる
	マルターゼ	マルトースのα-1,4 結合を加水分解し，グルコース 2 分子が生じる
	ラクターゼ	ラクトースをグルコースとガラクトースに加水分解
	スクラーゼ	スクロースをグルコースとフルクトースに加水分解
	トレハラーゼ	トレハロースのα-1,1 結合を加水分解し，グルコース 2 分子が生じる

【スクロース（ショ糖）】
　消化酵素：**スクラーゼ**，分解産物：グルコース（ブドウ糖），フルクトース（果糖）．

【ラクトース（乳糖）】
　消化酵素：**ラクターゼ**，分解産物：グルコース，ガラクトース．

【マルトース（麦芽糖）】
　消化酵素：マルターゼ，分解産物：2 分子のグルコース．

　また近年，加工食品に使用される**トレハロース**（グルコース 2 分子がα-1,1 結合したもの）は，トレハラーゼにより膜消化をうけ，グルコースに分解される．

（3）単糖類の吸収

　消化によって生成した単糖は，輸送担体により速やかに吸収細胞内に取り込まれる．

　グルコースは刷子縁膜上の**Na⁺/D-グルコース共輸送担体**（**SGLT1**）を介して吸収される．Na⁺/K⁺-ATPアーゼが基底膜に分布し，Na⁺ を細胞外に能動的に汲み出すため，管腔側と細胞内との間に Na⁺ の濃度勾配ができる（**一次性能動輸送**）．この濃度勾配を利用して，グルコースは Na⁺ とともに吸収される（**二次性能動輸送**）．またガラクトースは，グルコースと同じ経路で吸収される．

　フルクトースは，刷子縁膜上の**フルクトース輸送担体**（**GLUT5**）を介して，促進拡散により吸収される．このため，吸収速度は能動輸送されるグルコースやガラクトースに比べて遅い．

　吸収細胞に吸収された単糖は，基底膜に存在する輸送担体（**GLUT2**）を介して輸送され，門脈を経て肝臓に運ばれる（図 3.9）．

5.2　たんぱく質

　たんぱく質は胃，小腸内腔で段階的に消化されたあと，膜消化をうけて，

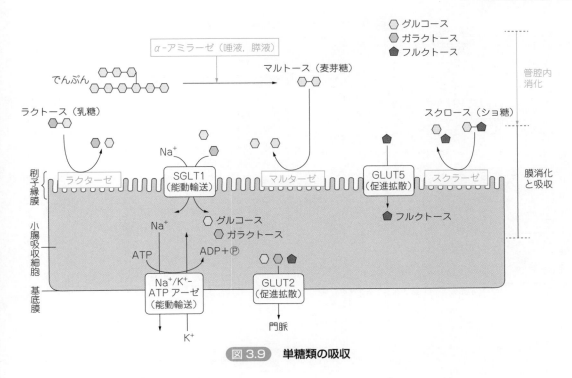

図 3.9 単糖類の吸収

アミノ酸，ジペプチド，トリペプチドの形で吸収される.

(1) 管腔内消化

　たんぱく質の消化は胃で始まり，胃液に含まれる**ペプシン**によって**ポリペプチド**（ペプトン）に加水分解される.

　胃から小腸に送られた消化物は，小腸内腔で，膵液中の消化酵素によってアミノ酸や低分子のペプチドまで分解される.膵液中の消化酵素として，**トリプシン，キモトリプシン，エラスターゼ，カルボキシペプチダーゼ**が存在する（表 3.5）.

(2) 膜消化

　小腸の吸収細胞上の刷子縁膜には多くの種類のペプチダーゼが存在し，**アミノペプチダーゼ，ジペプチダーゼ**などが存在する（表 3.5）.小腸内腔で生じたペプチドは，アミノ酸，ジペプチド，トリペプチドまで分解され吸収される.

(3) アミノ酸，ジペプチド，トリペプチドの吸収

　分解生成物であるアミノ酸，ジペプチド，トリペプチドは刷子縁膜上の輸送担体により吸収される.なお，アミノ酸とジペプチド・トリペプチドは異なる輸送系により吸収される.

　大半のアミノ酸の吸収には **Na$^+$** を必要とする.この吸収機構は，グルコースと Na$^+$ の共輸送（**二次性能動輸送**）と同じ様式で，アミノ酸が Na$^+$ と共輸送される.また，吸収に Na$^+$ を必要としない機構も存在する.

表3.5　たんぱく質のおもな消化酵素

存在部位	酵素名	酵素前駆体	基質特異性
胃　液	ペプシン	ペプシノーゲン	フェニルアラニン，チロシン，ロイシン，メチオニンなどの疎水性アミノ酸部位のペプチド結合を比較的よく切断
膵　液	トリプシン	トリプシノーゲン	塩基性アミノ酸（アルギニン，リシン）のC末端側のペプチド結合を選択的に切断
	キモトリプシン	キモトリプシノーゲン	おもに芳香族アミノ酸残基のC末端側のペプチド結合を選択的に切断
	エラスターゼ	プロエラスターゼ	電荷のない非芳香族アミノ酸（アラニン，ロイシン，イソロイシン，バリンなど）のC末端側のペプチド結合を選択的に切断
	カルボキシペプチダーゼ（AとB）	プロカルボキシペプチダーゼ（AとB）	たんぱく質のC末端．Aは芳香族・疎水性アミノ酸，Bは塩基性アミノ酸をひとつずつ遊離させる
小　腸（吸収細胞細胞膜）	アミノペプチダーゼ		ペプチド鎖のN末端のペプチド結合に作用し，アミノ酸をひとつずつ遊離させる
	ジペプチダーゼ		ジペプチドを2つのアミノ酸に分解

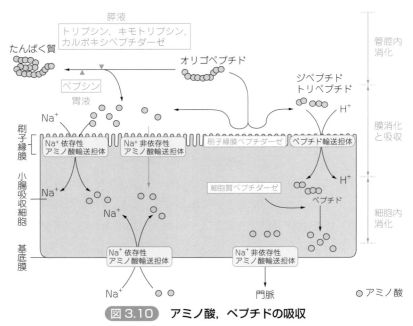

図3.10　アミノ酸，ペプチドの吸収

アミノ酸輸送担体は，刷子縁膜上，基底膜上にそれぞれ複数種存在する．

　ジペプチド，トリペプチドは，輸送の駆動力としてH^+の**濃度勾配**を利用する．刷子縁膜上のH^+（プロトン）/ペプチド共輸送体により能動輸送される（**三次性能動輸送**）．この機構は，まずNa^+/K^+-ATPアーゼが細胞内のNa^+濃度を低下させ，刷子縁膜上のNa^+/H^+逆交換体が管腔側のNa^+を小腸吸収細胞内に取り込むことで細胞内のH^+を管腔側に輸送し，細胞の内外にH^+能動勾配が生じることを利用する．

　吸収されたジペプチド，トリペプチドは，大部分が細胞内のペプチダー

ゼの作用でアミノ酸に分解される．これらのアミノ酸は，吸収されたアミノ酸とともに，基底膜上のアミノ酸輸送担体を介して輸送され，門脈を経て肝臓に運ばれる（図3.10）．

5.3 脂　質

ヒトが摂取する脂質の大部分は**トリグリセリド**で，そのほかにリン脂質やコレステロールエステルがある．脂質は胃の機能を抑制するので，ほかの栄養素と比較して胃での滞留時間が長い．また，脂質は水に溶けないため，ほかの栄養素とは異なった機構で吸収される．

(1) トリグリセリドの消化・吸収

トリグリセリドの一部は，舌リパーゼと胃リパーゼにより胃内で消化をうける．新生児期には膵リパーゼが十分に発達していないため，この作用は重要である．次にトリグリセリドは，十二指腸に分泌される胆汁酸塩によって乳化され，腸管内で膵リパーゼの作用をうける．

トリグリセリドを構成する脂肪酸が**長鎖脂肪酸**（炭素数14個以上）か，**中鎖脂肪酸**（炭素数8〜12個）や**短鎖脂肪酸**（炭素数6個以下）かによって，消化・吸収の過程が異なる（図3.11）．

(a) 長鎖脂肪酸トリグリセリド

食物中のトリグリセリドの大半を占める．腸管内で膵リパーゼによって大部分が（2-）モノグリセリドと脂肪酸に加水分解される．これらの生成物は，胆汁酸塩，コレステロール，リン脂質などと複合ミセルを形成して可溶化される．複合ミセルは，小腸吸収細胞の刷子縁膜付近で解離し，消

炭素鎖長による脂肪酸の分類
脂肪酸の炭素鎖長による分類は明瞭ではなく，本書では長鎖脂肪酸は炭素数14個以上，中鎖脂肪酸は炭素数8〜12個，短鎖脂肪酸は炭素数6個以下としている．

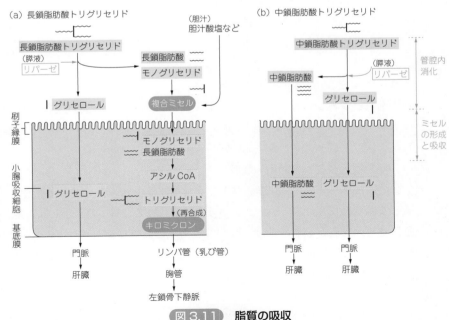

図3.11　**脂質の吸収**

化物は拡散によって吸収される．なお，大部分の胆汁酸はここでは吸収されない．

　吸収されたモノグリセリドと脂肪酸は，吸収細胞内でトリグリセリドに再合成され，リポたんぱく質の一種である**キロミクロン（カイロミクロン）**に取り込まれる．キロミクロンは吸収細胞より乳び管を通りリンパ管に移行し，胸管を経て左鎖骨下静脈へ運ばれる（図3.11a）．

（b）中鎖脂肪酸トリグリセリド

　中鎖脂肪酸トリグリセリドは，膵リパーゼにより**中鎖脂肪酸**と**グリセロール**に分解される．中鎖脂肪酸，グリセロールは複合ミセルを形成せず，そのまま吸収される．また吸収後，トリグリセリドに再合成されることなく，門脈を経て肝臓に運ばれる（図3.11b）．

　中鎖脂肪酸トリグリセリドは，長鎖脂肪酸トリグリセリドと比較して，吸収しやすい脂質であるため，消化・吸収不良の患者へのエネルギー源に用いられることがある．

（2）コレステロールの消化・吸収

　コレステロールは，長鎖脂肪酸トリグリセリドと同様の経路で消化・吸収される．食品中のコレステロールエステルは，膵液に含まれるコレステロールエステラーゼの作用をうけ，コレステロールと脂肪酸に加水分解され，胆汁酸と複合ミセルを形成し吸収される．吸収後，コレステロールはコレステロールエステルに再合成され，キロミクロンを形成してリンパ管に移行する．

（3）リン脂質の消化・吸収

　リン脂質はホスホリパーゼ A_2 の作用をうけ，リゾリン脂質と脂肪酸に加水分解される．これらも同様に，胆汁酸と複合ミセルを形成して吸収され，リン脂質に再合成されたあと，キロミクロンを形成する．

5.4　ビタミン

　脂溶性ビタミンにはビタミンA，D，E，Kがあり，**水溶性ビタミン**にはビタミンB群（B_1，B_2，ナイアシン，B_6，B_{12}，葉酸，パントテン酸，ビオチン）とビタミンCがある．

（1）脂溶性ビタミンの消化・吸収

　脂溶性ビタミンは，長鎖脂肪酸トリグリセリドなどの脂溶性の栄養素と同じ機構で吸収される．つまり，小腸で吸収されるには，胆汁酸による**複合ミセル**の形成が必要であり，吸収後は**カイロミクロン**（キロミクロン）としてリンパ管に移行する．したがって，脂溶性ビタミンの吸収は脂質の摂取の影響をうける．

　ビタミンAは，脂肪酸が結合したレチニルエステル（動物性食品由来），**β-カロテン**など**プロビタミンA**（植物性食品由来）として食品中に存在

脂溶性ビタミンと調理
脂溶性ビタミンを含む食品を調理するとき，揚げ物などでビタミンの吸収率が高まるといわれているのは，脂溶性ビタミンが脂質と同じ仕組みで吸収されるためである．

する．レチニルエステルは小腸吸収細胞の刷子縁膜に局在するレチニルエステル加水分解酵素により，遊離型のレチノールとなり，吸収される．一方，β-カロテンなどプロビタミン A は，吸収細胞に吸収されたあと，レチナールに分解され，ついでレチノールに変換される．

（2）水溶性ビタミンの消化・吸収

ビタミン B 群の大部分が，食品中では**補酵素型**として酵素たんぱく質と結合した状態で存在している．これらは，調理・加工の工程や，消化管中で分解をうけて遊離型のビタミンとなり吸収される．ここでは，ビタミン B_{12} と葉酸の吸収について取り上げる．

（a）ビタミン B_{12}

ビタミン B_{12} は，食品中ではたんぱく質と結合しており，胃酸やペプシンの作用で遊離する．遊離したビタミン B_{12} は，唾液由来の R たんぱく質（ハプトコリン）と大部分が結合するが，膵液由来のたんぱく質分解酵素の作用により，R たんぱく質から分離する．そして，ビタミン B_{12} は胃の壁細胞から分泌される内因子と結合して，ビタミン B_{12}-内因子複合体を形成すると腸管を下降し，**回腸**で吸収される．吸収されたビタミン B_{12} は，トランスコバラミンⅡと結合し，各組織に輸送される．

（b）葉　酸

食品中の葉酸は，大部分がポリグルタミン酸型葉酸（複数のグルタミン酸が結合）として存在している．消化管内で酵素により加水分解をうけ，モノグルタミン酸型葉酸（グルタミン酸が 1 個結合）となり吸収される．

5.5　ミネラル

（1）カルシウムの吸収

カルシウムの吸収は，おもに小腸上部で行われ，多くは能動輸送により，一部は受動輸送により吸収される．

（a）能動輸送による吸収

能動輸送によるカルシウムの吸収は，吸収細胞内のカルシウム結合たんぱく質の働きによって促進される．このカルシウム結合たんぱく質の遺伝子発現は，**活性型ビタミン D** によって調節されている．このため，活性型ビタミン D はカルシウムの吸収を促進する．吸収細胞に吸収されたカルシウムは，カルシウムポンプによって**門脈**に移行する．

（b）受動輸送による吸収

カルシウムは腸管の吸収細胞と，吸収細胞の間のすきまを通る細胞外路から吸収される．

カルシウムの吸収率は比較的低く，成人で 25 〜 30％程度である．カルシウムの吸収は，年齢や妊娠・授乳，その他の食品成分などのさまざまな要因から影響をうける．カルシウムの吸収を促進する食品成分として，**カ**

ゼインホスホペプチド（CPP），ラクトース（乳糖），クエン酸などが知られている．また，吸収を阻害する食品成分として，シュウ酸，フィチン酸，リンの過剰摂取などが知られている．

（2）鉄の吸収

鉄の吸収は，おもに小腸上部で能動輸送により行われ，吸収率は15％程度とされる．食品中の鉄は，ヘモグロビンやミオグロビンに由来する**ヘム鉄**と，その他の**非ヘム鉄**に分けられる．ヘム鉄は非ヘム鉄よりも吸収率が高い．

食品中のヘム鉄は，小腸上皮吸収細胞に吸収され，細胞内でヘムオキシゲナーゼの作用により2価の鉄イオン（Fe^{2+}）とポルフィリンに分解される．非ヘム鉄のうち，Fe^{3+} は小腸などで鉄還元酵素またはアスコルビン酸（ビタミンC）によって，Fe^{2+} に還元されてから小腸で吸収される．吸収細胞内の2価の鉄イオン（Fe^{2+}）は，門脈側に排出され，鉄酸化酵素により3価の鉄イオン（Fe^{3+}）となり，トランスフェリンと結合して全身に運搬される．

6 栄養素の体内動態

消化された栄養素は，大部分が小腸から吸収される．吸収されたあと，栄養素は水への溶解性によって運搬される経路が異なり，水溶性栄養素は**門脈**を経由し，疎水性栄養素は**リンパ管**を経由する．

【門脈系】

単糖類（グルコース，ガラクトース，フルクトース），アミノ酸，中鎖・短鎖脂肪酸，グリセロール，水溶性ビタミン，無機質などの水溶性栄養素は，小腸上皮吸収細胞から吸収されたあと，**毛細血管 ⟶ 門脈 ⟶ 肝臓 ⟶ 心臓 ⟶ 全身**へと輸送される．

【リンパ系】

消化・吸収後に再合成されるトリグリセリドなどや脂溶性ビタミンは，小腸吸収細胞で**キロミクロン**を形成し，**乳び管 ⟶ リンパ管 ⟶ 胸管 ⟶ 鎖骨下大静脈 ⟶ 心臓 ⟶ 全身**へと輸送される．

【細胞外液】

生体内の液体を体液といい，体液は**細胞内液**と**細胞外液**に分けられる．細胞外液は，血管やリンパ管を流れる**循環液**（血漿，リンパ液）と，血管外にあって細胞を浸している**間質液**（組織間液）に区分される．血液中を輸送される栄養素は，血管から間質液を経て細胞内へ担体を介して移行する．

7 | 生物学的利用度（生物学的有効性）

7.1　消化吸収率

　摂取した食品中の栄養素量に対して，吸収された栄養素量の割合を消化吸収率（％）という．消化吸収率には「**見かけの消化吸収率**」と「**真の消化吸収率**」があり，摂取した栄養素量と糞便中の栄養素量を測定して求める．

(1) 見かけの消化吸収率

$$見かけの消化吸収率（％）= \frac{吸収された栄養素量}{摂取した栄養素量} \times 100$$

$$= \frac{摂取した栄養素量 - 糞便中に排泄された栄養素量}{摂取した栄養素量} \times 100$$

　「見かけの消化吸収率」では，糞便中に排泄された栄養素の由来は，摂取した栄養素の未吸収成分とみなしている．しかし，糞便中には，食品成分とは無関係な内因性成分，すなわち消化液の成分，剝離した消化管粘膜の細胞，腸内細菌などが含まれる．したがって，このような**内因性損失量**（排泄量）を考慮した消化吸収率が「真の消化吸収率」である．

(2) 真の消化吸収率

　真の消化吸収率は，次の式により求められる．

$$真の消化吸収率（％）= \frac{摂取した栄養素量 -（糞便中に排泄された栄養素量 - 内因性損失量）}{摂取した栄養素量} \times 100$$

　真の消化吸収率は，見かけの消化吸収率よりも高い値を示す．なお，内因性損失量は，食物を摂取しないときや，対象とする栄養素を含まない食事を摂取させたとき，糞便中に排泄される栄養素量から求める．

7.2　栄養価

　栄養価は，食品の栄養学的価値を示した数値である．食品に含まれる熱量，炭水化物，たんぱく質，脂質，ビタミン，無機塩類などの栄養素の含有量，消化吸収率，吸収後の体内の利用効率などで示される．

　同一の栄養素を含む食品であっても，摂取時の身体状態により，栄養価が異なることがある．たとえば，成人のカルシウムの吸収率は 20 ～ 30 ％であるが，年代によって異なる．骨の成長が活発でカルシウムの蓄積が増加する思春期には，約 45 ％にも達する．また，鉄の吸収率も栄養状態により変動し，鉄欠乏時には吸収率が上昇する．妊娠・授乳期などでカルシウムの必要量が高まると吸収率も上昇する．

　消化吸収率は，食品中のほかの成分によって影響をうける場合がある．

たとえば脂溶性ビタミンを，脂質とともに摂取すると吸収率が上昇する．カルシウムや鉄はシュウ酸やフィチン酸と共存することにより吸収率が低下する．

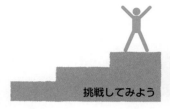

挑戦してみよう

復習問題を解いてみよう
https://www.kagakudojin.co.jp

第 4 章

炭水化物の栄養

この章で学ぶポイント

★炭水化物には糖質と食物繊維が含まれることなど，糖質の基本的な種類と分類を学ぼう．

★細胞内でグルコースからエネルギーが産生される流れを理解しよう．

★血糖値の調節にかかわるホルモンや，各臓器がどのように連携しているのかを覚えて，血糖値を一定に保つことの重要性やそのメカニズムを理解しよう．

★食物繊維の生理作用を学ぼう．

Step up!

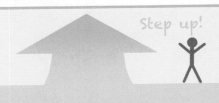

◆学ぶ前に復習しておこう◆
ちょっと

有機化合物（有機物）

炭素（C）を含む化合物で，C 原子が共有結合で結びついた骨格をもつ．ビタミンは体内で合成できない微量必須有機化合物．

酵 素

細胞内外で起こる化学反応が触媒する分子．たんぱく質でできているため，ほかのたんぱく質と同じように，加熱により構造が変化し，作用が失活する．

補酵素（コエンザイム）

酵素の活性・発現に必要な低分子の有機化合物．補酵素の多くは，おもにビタミン B 群（B$_1$ やナイアシン）から生体内でつくられる．

ホルモン

内分泌腺から分泌される化学物質の総称．近年では，おもに細胞間で刺激・情報を伝達する物質を示す．

1 炭水化物の分類と栄養学的意義

エネルギー源となる**三大栄養素**のうち，**炭水化物**は，穀類やいも類に多く含まれる．私たちは炭水化物を，おもにごはん，パン，麺類などの主食として摂取する．日本人は元来，米を主食として炭水化物を多く摂取してきた．昭和30（1955）年頃には，1日の炭水化物摂取量は400gに近かったが，その摂取量は年々減少し続け，現在は250〜260g程度になっている（図4.1）．

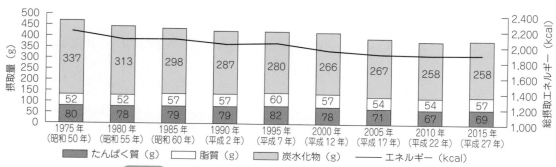

図4.1 日本国民1人1日あたりの炭水化物摂取量の推移

炭水化物は，**炭素**（C），**水素**（H），**酸素**（O）から構成される化合物で，糖質と食物繊維に大きく分けられる．炭水化物のなかで，ヒトが消化・吸収することができて，エネルギーとして利用できるものを**糖質**といい，ヒトの消化酵素で消化されない食物成分を**食物繊維**という．

生活習慣病予防の観点から，糖質，脂質，たんぱく質のエネルギー摂取バランスが重要である．たんぱく質（13〜20％）や脂質（20〜30％）の推奨エネルギー比に対して，糖質は50〜65％と，最も基本的なエネルギー供給源といえる．

つまり，糖質を十分に摂取することで，摂取したたんぱく質がエネルギー源として利用されることが少なくなり，筋肉や体成分のたんぱく合成に利用することができる．このように，糖質の摂取によってたんぱく質が本来の機能のために効率的に使用されることを，**たんぱく質節約作用**という．また，脳神経系，精巣といった組織や胚および赤血球では，通常，エネルギーとしてグルコースしか利用できないことから，糖質の摂取は必要である．

2 糖質の分類

2.1 単糖類

　単糖類とは，これ以上加水分解できない糖質である．天然に存在する単糖は，ほとんどが炭素5個からなる**五炭糖（ペントース）**と炭素6個からなる**六炭糖（ヘキソース）**である．五炭糖ではリボースとデオキシリボースが重要あり，核酸（DNAやRNA）の構成成分としてペントースリン酸回路によってグルコースから合成されている．

　なお，**グルコース（ブドウ糖）**は，少糖類や多糖類の基本構成成分としてほぼすべての糖質に含まれている．代表的な六炭糖を図4.2に示す．

　フルクトース（果糖）は，**スクロース（ショ糖）**の構成成分であり，遊離型としては果物や蜂蜜に含まれている．天然の単糖では最も甘味が強い．**ガラクトース**は，動物の乳汁に含まれる**ラクトース（乳糖）**の構成成分であり，遊離型で食物中に存在することはほとんどない．

フルクトース
グルコースよりもフルクトースを多く含む果物（りんごやなし）は，冷やすと甘味が増す．一方，フルクトース以外の糖（グルコースやスクロース）が多く含まれている果物（みかんやもも）は，冷やしても甘さはあまり変わらない．

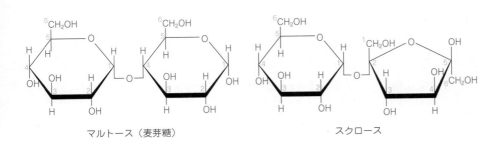

α-D-グルコース　　β-D-フルクトース　　β-D-ガラクトース

図4.2　代表的な六炭糖

マルトース（麦芽糖）　　　　　　スクロース

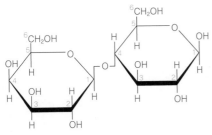

ラクトース（乳糖）

図4.3　代表的な二糖類

2.2　二糖類

　二糖類とは，単糖が2個結合したものであり，単糖の組合せと結合の向きによって区別される（図4.3）.

　単糖と単糖が縮合して二糖が形成される結合を**グリコシド結合**といい，利用される–OH基の立体配置によってα–またはβ–グリコシド結合という.

　たとえば，**マルトース**はグルコース2分子がα-1,4–グリコシド結合したもので，でんぷんを分解・消化することで生じる.　**スクロース**は，グルコース1分子とフルクトース1分子がα-1,2–グリコシド結合したもので，砂糖の主成分としてでんぷんについで多く消費されている糖質である.　またラクトースは，ガラクトース1分子とグルコース1分子がβ-1,4–グリコシド結合したものである.

2.3　多糖類

（1）でんぷん（アミロース，アミロペクチン）

　でんぷん（スターチ）は，最も多く消費されている糖質で，グルコースが**α-1,4–グリコシド結合**で直鎖状に連なった**アミロース**と，グルコースのα-1,4–グリコシド結合による連なりに**α-1,6–グリコシド結合**によって多数の分岐がある**アミロペクチン**の2種類がある.

　アミロースは250〜5,000個のグルコースの結合体で，アミロペクチンは10,000〜100,000個のグルコースからなる（図4.4）.

　でんぷんは植物の貯蔵多糖である.　米飯の粘り気や食感は，アミロースとアミロペクチンの含有比率によって決まる.　うるち米ではアミロースが20％でアミロペクチンが80％，もち米ではアミロペクチンが100％である.

（2）グリコーゲン

　グリコーゲンは動物の貯蔵多糖であり，生体内ではおもに肝臓と筋肉に存在する.　約30,000個のグルコースが結合しており，アミロペクチンと似た構造をしているが，α-1,6–グリコシド結合による分岐はグリコーゲン

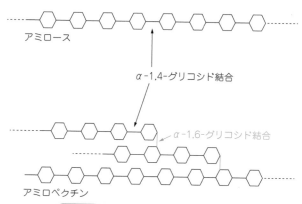

図4.4　アミロースとアミロペクチン

のほうが多い．食品では，レバーや牡蠣(かき)に多く含まれている．

3 | 糖質の代謝

　多糖類や少糖類は，口腔，胃，小腸を通過するにしたがって，消化酵素により加水分解されて，単糖類として小腸の絨毛から吸収される．吸収された単糖類は，門脈を通って肝臓に入る．フルクトースやガラクトースの大部分は肝臓内で代謝されて利用される．

　肝臓はグルコースをおもに4つの経路に振り分けて代謝する（図4.5）．まず，第一の経路では，肝臓に流入してきたグルコースの約40％はそのまま肝臓から放出され，脳や筋肉といったグルコースの供給に強く依存している組織に分配される．第二の経路は，肝臓の細胞自身のために必要なエネルギーを産生する経路であり，「3.1　グルコースからのエネルギー産生」で説明する．第三の経路は，グルコースをグリコーゲンとして貯蔵することであり，グリコーゲンは血糖値の調節のために利用される．第四の経路は，後述する**ペントースリン酸回路**であり，肝臓ではグルコースの約30％がこの経路で代謝される．

3.1　グルコースからのエネルギー産生

　細胞内に取り込まれたグルコースを**異化（分解）**し，エネルギー産生する過程には，**解糖系**，**クエン酸回路（TCA回路）**，**電子伝達系**がある（図4.6）．

　解糖系は，細胞質基質で行われる**嫌気性代謝経路**であり，グルコースか

解糖系のエネルギー産生：赤血球

赤血球にはミトコンドリアが存在しない．そのため，クエン酸回路や電子伝達系によるエネルギー産生はできず，解糖系で得られるATPに依存している．

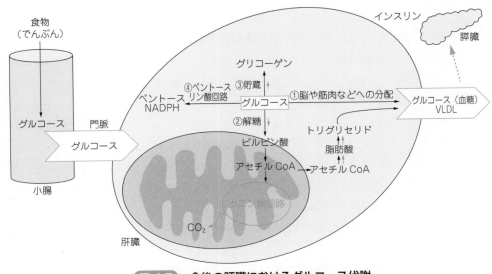

図4.5　食後の肝臓におけるグルコース代謝

→はインスリンによって促進する反応．

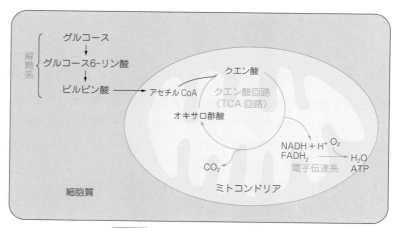

図 4.6　グルコースの細胞内代謝

らグルコース 6-リン酸を経て**ピルビン酸**ができる。ピルビン酸は，細胞
質からミトコンドリアへ輸送され，ピルビン酸デヒドロゲナーゼ複合体や
補酵素である**ビタミン B₁** の働きによって**アセチル CoA** に変換される。
アセチル CoA は，オキサロ酢酸と縮合してクエン酸になり，クエン酸回
路（TCA 回路）に入る。ビタミン B₁ は，ピルビン酸がアセチル CoA に
変換される反応の補酵素として不可欠であることから，糖質の摂取量に応
じてビタミン B₁ の必要量は増加する。

　クエン酸は，クエン酸回路で NADH + H⁺ と FADH₂ を生成しながら
代謝され，二酸化炭素を放出してオキサロ酢酸に戻る。NADH + H⁺ と
FADH₂ は，隣接してミトコンドリア内膜に存在する電子伝達系で O₂ と
反応して水になり，このとき，多くの ATP が産生される（**酸化的リン酸化**）。

3.2　エネルギー産生以外の代謝経路

　脂肪組織や乳腺など脂肪酸やステロイド合成が活発な組織では，グル
コースのうち 10 ％ほどが**ペントースリン酸回路**で代謝される。グルコー
スがグルコース 6-リン酸になったあと，リブロース 5-リン酸に変換され
る段階で，NADP⁺ が NADPH に還元される。次に，非酸化的反応でリボー
ス 5-リン酸などがつくられ，その代謝物は解糖系に合流する（図 4.7）。

　ペントースリン酸回路でグルコースが代謝される過程で生成した
NADPH は，**脂肪酸**や**ステロイド**合成に利用され，リボース 5-リン酸は
核酸（**DNA** や **RNA**）の材料となる。

　肝臓で解毒作用に使われるグルクロン酸を合成する**グルクロン酸経路**
も，エネルギー産生を目的としないグルコースの代謝経路である。この経
路もグルコース 6-リン酸が起点となり，グルコース 1-リン酸，UDP-グ
ルコースを経て UDP-グルクロン酸を生成する。この UDP-グルクロン酸

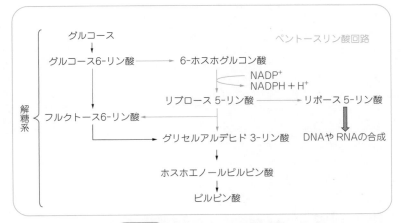

図 4.7 ペントースリン酸回路

を，薬物や毒物に結合させて，体外へ排出する働きを**グルクロン酸抱合**という．

4 | 血糖の調節と各組織の役割

4.1 血糖値

　血糖とは血液中のグルコースのことであり，その濃度を**血糖値**という．ヒトの脳のエネルギー消費量は，身体が消費する全エネルギーの 20 ％にもなる．そのエネルギー源のほとんどはグルコースであるため，血液を介して絶えずグルコースを供給し続けなければならない．

　早朝空腹時は，1 日のなかで最も血糖値の低い時間帯である．健常者であれば，空腹時でも血糖値は 70 〜 100 mg/dL の範囲に保たれている．一般的に，血糖値が 70 mg/dL 以下に低下すると，自律神経の反応により動悸や手指の震えなどの警告症状が出現する．さらに 50 mg/dL 以下になると，中枢神経のグルコース欠乏により，めまいやけいれんといった意識障害が起こる．そのため，空腹時でも血糖値を一定の範囲内に調節するための仕組みがある．

　縦軸に血糖値（mg/dL），横軸に糖質摂取後の経過時間を示したグラフを**血糖曲線**という（図 4.8）．健常者の食後の血糖値は，30 分程度で 120 〜 150 mg/dL に上昇するが，2 〜 3 時間後にはもとのレベルに戻る．

　血糖値が 170 〜 180 mg/dL 以上になると，腎尿細管からのグルコース再吸収の閾値を超え，過剰のグルコースが尿に排出される．そのため，食後第 1 回目の尿を検査して尿糖陽性となる場合は，糖尿病への境界型である食後高血糖が疑われる．

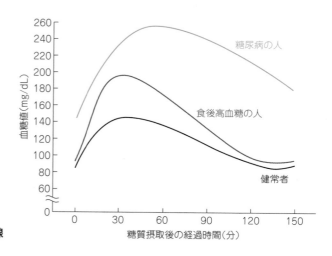

図4.8　血糖曲線

4.2　血糖値の調節に働くホルモン

（1）インスリン

　インスリンは，血糖値を下げる働きをもつ唯一のホルモンであり，食後，血糖値が上昇した際に，膵臓の**ランゲルハンス島β細胞**から分泌されて血中を循環する．インスリンが血糖値低下のために作用する主要な臓器は，**骨格筋，脂肪組織**である．インスリンは，骨格筋や脂肪組織などの細胞表面に存在するインスリン受容体に結合し，それらの組織にグルコースを取り込ませるシグナルを伝えることで，血液中のグルコースを減らす．

　インスリンの働きが重要な理由は，血糖値を低下させることだけでなく，末梢組織の細胞にグルコースを取り込ませ，エネルギー源として消費し，ほかの物質への変換を促進することである．また，インスリンは組織へのアミノ酸の吸収も促進するため，たんぱく質合成を促進し，体たんぱく質の分解を抑制する．

（2）グルカゴン

　食後数時間経って血糖値が低下すると，膵臓のランゲルハンス島α細胞から**グルカゴン**が分泌される．グルカゴンは，肝臓に貯蔵されているグリコーゲンの分解を促進させ，グルコースとして血液中に放出させることで血糖値を維持する．

（3）その他のホルモン

　アドレナリンは，興奮，恐怖，出血などの刺激によって副腎髄質から分泌され，インスリンの分泌を抑制し，グルカゴンの分泌を促進する．肝臓のグリコーゲン分解を促進して血糖値を維持するほか，緊急活動に備えて心拍数や血圧も上昇させる．

　副腎皮質から分泌される**糖質コルチコイド（グルココルチコイド）**は，肝臓の糖新生を増加させて血糖値を上げる．組織たんぱく質の分解を促進して肝臓にアミノ酸を供給することで，アミノ酸からのグルコース産生を

高める．また，脂肪組織から脂肪酸を放出し，グルコースのエネルギー利用を低下させる．

　その他に，脳下垂体前葉でつくられる**成長ホルモン**や**甲状腺ホルモン（チロキシン）**も，肝臓のグリコーゲン分解を促進してグルコースの血中濃度を上げる働きがある．

4.3　肝臓の役割

(1) グリコーゲンの合成と分解

　食後，**門脈**を通って肝臓へ運ばれてきたグルコースは，濃度依存的に肝臓の細胞の表面に取り込まれ，グリコーゲンの合成が促進する．肝臓に蓄えられるグリコーゲン量は，50 〜 60 g 程度であり，空腹時に脳が 1 日に必要とするエネルギーの半分程度である．そのため，脳の栄養面からすると，1 日に 2 〜 3 回糖質を含む食事をすることは理にかなっている．

　空腹時の血糖維持には，肝臓から血液中へのグルコースの放出が最も重要である．血糖値が低下すると，グルカゴン，アドレナリン，成長ホルモンなどのホルモンが分泌され，肝臓のグリコーゲンホスホリラーゼというグリコーゲン分解酵素を活性化する．グリコーゲンは，グリコーゲンホスホリラーゼによってグルコース 1-リン酸になり，グルコース 6-リン酸を経てグルコースとなって血液中に放出される．

(2) 糖新生

　長時間絶食すると，肝臓に蓄えていたグリコーゲンを使い切ってしまい，血糖維持に利用できない．そこで，ピルビン酸，乳酸，アミノ酸，グリセロールといった糖質以外の物質からグルコースを合成して血糖維持へ利用することが行われており，これを**糖新生**という．糖新生の 90 ％は肝臓で行われ，残りの 10 ％は腎臓で行われている．

　血糖値が低下すると，副腎皮質から**糖質コルチコイド**が分泌され，筋肉などの体たんぱく質からアミノ酸への**分解（異化）**を促進する．たんぱく質に由来する多くのアミノ酸の炭素原子は，最終的に**ピルビン酸**，オキサロ酢酸，その他のクエン酸回路の中間体に異化代謝されるので，糖新生に利用することができる．なかでも**アラニン**は，肝外組織から肝臓へとアミノ基を運搬する主要な分子であり，重要な**糖原性アミノ酸**である．このように肝臓と筋肉でやり取りされるアミノ酸を材料にして行われる糖新生を**グルコース-アラニン回路**という（図 4.9）．

　アミノ酸についで主要な糖新生の材料が**乳酸**である．筋肉や赤血球で生じた乳酸が，肝臓に運ばれて糖新生に利用される．短距離走や筋力トレーニングなどの無酸素運動をすると，筋肉中で多くの乳酸が産生する．体は，この乳酸をグルコースに戻してエネルギーを再利用しようとするが，筋肉中ではできない．そのため，筋肉で産生した乳酸は肝臓へ運ばれ，糖新生

分枝酵素
肝臓や筋肉には，分枝酵素（ブランチングエンザイム）という糖を転移させ枝分かれ構造をつくる酵素が存在する．

糖原性アミノ酸
たんぱく質合成に必要な 20 種類のアミノ酸のうち，ロイシンとリジン以外のアミノ酸は，すべて糖原性アミノ酸である．

赤血球
赤血球にはミトコンドリアがないので，エネルギー産生を解糖系に依存しており，ピルビン酸は乳酸に換えられて血液中に放出される．

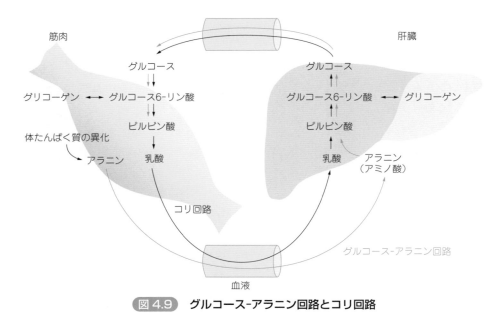

図 4.9　グルコース-アラニン回路とコリ回路

によってグルコースに変換される．このように，筋肉と肝臓の間で行われるグルコース再利用の流れを**コリ回路**という（図 4.9）．

　脂肪酸は，**中性脂肪（トリグリセリド）**として脂肪組織に貯蔵されており，グルコースとともに重要なエネルギー産生源である．しかしながら，脂肪酸からグルコースを合成することはできない（糖新生の材料にならない）ため，脂肪酸は血糖値の維持に貢献することはない．

4.4　脂肪組織の役割

　血糖値が上がりインスリンが働くと，脂肪細胞の細胞膜上でグルコースを取り込む輸送体が活性化して，血液中から細胞内へグルコースの取り込みが促進される．また，インスリンは，解糖系や脂肪酸合成にかかわる酵素を活性化するので，グルコースからアセチル CoA，脂肪酸への合成が高まり，脂肪酸とグリセロールからトリグリセリドが合成され中性脂肪として蓄積する．

　グルカゴンやアドレナリンなどの血糖上昇ホルモンが分泌されると，脂肪組織にある**ホルモン感受性リパーゼ**という脂肪分解酵素が活性化し，脂肪組織中のトリグリセリドを脂肪酸とグリセロールに分解する．グリセロールは前述の通り，肝臓で糖新生に利用される．一方，脂肪酸からグルコースを合成できないが，遊離脂肪酸はアルブミンと結合して血中を循環し，各組織に運ばれてエネルギー源として利用されるため，全身のグルコース消費が抑制されて，間接的に血糖値の低下を抑えている．

Point!

脂肪と糖新生
中性脂肪（トリアシルグリセロール）が 3 分子の脂肪酸と 1 分子のグリセロールに分解されると，グリセロールは肝臓または腎臓のグリセロキナーゼによってグリセロール 3-リン酸に変換され，解糖系を逆行して糖新生に利用することができる．しかし，脂肪酸の炭素骨格と比べてグリセロールは微量なので，中性脂肪を分解して得られるグルコースの量は，非常に少ない．

4.5 骨格筋の役割

　筋肉に貯蔵できるグリコーゲンは筋肉湿重量の 0.5 ～ 1％である．グリコーゲンが最も高濃度で存在するのは肝臓で，最大で湿重量の 5 ～ 8％程度と考えられている．筋肉のグリコーゲン貯蔵率は肝臓に比べて低いが，骨格筋は体における臓器全体の量が肝臓よりも大きいので，全身のグリコーゲン貯蔵量は筋肉のほうが多くなる．しかし，筋肉はグリコーゲンをグルコース 6-リン酸に変換したあと，グルコースに変換するグルコース-6-ホスファターゼという酵素をもたないため，空腹時でも直接血糖値を上げることはできない．一方，食後の高血糖時には，骨格筋においてインスリンが効率的に働くことで，血中のグルコースを取り込み，グリコーゲンへの変換が促進され，高血糖を速やかに解消することに貢献している．

　筋肉に蓄えられたグリコーゲンは，基本的に筋肉収縮のエネルギー源となる．筋肉組織を構成する筋線維は，収縮速度などの特徴やミトコンドリアの量の違いから**速筋（白筋）**と**遅筋（赤筋）**に大きく分類することができる．

　速筋は，嫌気的にグリコーゲンをエネルギー源としてピルビン酸をつくる解糖系で ATP を得ており，ピルビン酸は還元されて乳酸が生じる．この反応は，短時間に多量の ATP を生成することができるが，多量のグルコースを消費するので，遅筋と比較して速筋は，収縮速度は速く強いが，持久運動には不向きといった特徴がある．遅筋は，ミトコンドリアにおける酸化的リン酸化によってエネルギー源となる物質を完全に酸化することで ATP を得ており，瞬発力はないが持久力に優れている．

Column

意外と難しい糖質制限

　近年，ダイエット（減量）として糖質制限する人が増えている．しかし，摂取する糖質の量を減らすといっても，単純に主食を食べなければ良いといった間違ったやり方では，体調を崩したりリバウンドしたりしてしまうこともあるので，注意が必要だ．たとえば，糖質を制限すると数日で体重がはっきりと落ちることがあるが，これは，脂肪が減ったわけでなく水分が減っただけにすぎない．体内の糖（筋肉に蓄えられていたグリコーゲンなど）には，その数倍の水が結合しているためだ．また，必要なエネルギーが足りないと，筋肉が分解されアミノ酸がエネルギーとして使われていくので，筋肉量が落ちて不健康なやせ方になる恐れもある．主食は，糖質だけでなく食物繊維の供給源でもあることから，自分に合った適量を摂取して，バランスの良い食生活を心掛けてほしい．

5 ｜ 食物繊維と難消化性糖質

5.1　食物繊維の分類と代表例

　食物繊維は，ヒトの消化酵素で消化されない食品中の難消化性成分の総称であり，一般的に摂取されている食物繊維の多くが植物由来の非でんぷん性多糖類である．代表的な食物繊維であるセルロースは，β-グルコースが直線状に多数結合した炭水化物であり，でんぷんなどを消化するヒトの α-グルコシダーゼでは分解できない．

　食物繊維は，水への溶解性によって**水溶性食物繊維**と**不溶性食物繊維**に大別される．不溶性食物繊維には，植物の細胞壁に由来する**セルロース**，ヘミセルロース，ポリフェノールの一種であるリグニンなどがある．水溶性食物繊維には，植物の細胞間隙に含まれる**ペクチン**，海藻の成分である**アガロース**，**アガロペクチン**などがあり，ほとんどの植物性食品は，水溶性・不溶性両方の食物繊維を含んでいる．動物性食物繊維としては，エビやカニなどの甲殻類に含まれる難消化性多糖類である**キチン**がある．キチンは，窒素を含む高分子多糖で，***N*-アセチルグルコサミン**と**グルコサミン**で構成されている．

　食物繊維のようにヒトの小腸内で消化・吸収されにくく，消化管を介して生理作用を発揮する食物成分のなかには，狭義の食物繊維にあてはまらないものもある（図4.10）．難消化性デキストリンやレジスタントスターチは，でんぷんを加工して製造され，安全性が高く，食物繊維不足を補う目的で，特定保健用食品（トクホ）や機能性表示食品によく使われている．

レジスタントスターチ

レジスタントスターチには複数の種類があり，消化抵抗性を示す理由が異なる．

・全粒粉や豆類など細胞壁に包まれ，もともと物理的に消化酵素が届かないもの．

・アミロース含量の高いコーンスターチなど，でんぷん粒子自体が消化抵抗性を示すもの．

・冷ごはんなどで起こる現象で，調理後にでんぷんが再結晶化して消化抵抗性を示すもの．

・化学処理によって，でんぷん分子間に架橋結合などを施して，人工的に消化酵素による抵抗性を付加したもの．

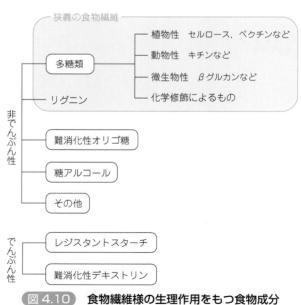

図 4.10　食物繊維様の生理作用をもつ食物成分

5.2 食物繊維の生理効果

不溶性食物繊維を多く含む食品は，一般に噛み応えがあり，食物を口に入れてから嚥下するまでにしっかり噛んで食べる必要がある．咀嚼回数が多くなることや食事に要する時間が長くなることで，満腹中枢を刺激し，摂食中枢を抑制して，食べ過ぎを防ぐ効果がある．

胃へ移行した食物繊維は，水分を含んで膨潤し，食塊の粘度を高め，胃から小腸への食塊の移動速度を低下させる．この効果は，不溶性食物繊維と水溶性食物繊維のどちらにも見られ，食塊移動速度の低下や粘度の上昇には，小腸におけるグルコースなどの低分子の栄養素の吸収を遅延あるいは抑制する効果がある．このことから，食物繊維を摂取することで，食後の血糖値の急激な上昇を抑えることが期待できる．

食物繊維は，小腸において消化・吸収されないため大腸に到達する．大腸では，食物繊維は腸内細菌によって発酵分解をうけ，酢酸，プロピオン酸，酪酸などの短鎖脂肪酸が産成される．この短鎖脂肪酸の一部はヒトの大腸で吸収され，消化管のエネルギー源として利用されている．また，短鎖脂肪酸は大腸内の pH を酸性に傾けることなどから，ビフィズス菌や乳酸菌などの有用菌の増殖を助け，ウェルシュ菌などの有害菌の増殖を抑えて，**腸内細菌叢**（腸内フローラ）を改善することが期待できる．

5.3 難消化性糖質

難消化性のオリゴ糖や糖アルコールをまとめて**難消化性糖質**という．どちらもヒトの消化酵素で分解されずに大腸に到達し，腸内細菌によって発酵をうける．難消化性糖類は，1 ～ 10 個程度の単糖からなる構造をもっており，1 分子あたり数百～数千個の単糖からなる食物繊維と区別される．

(1) 難消化性オリゴ糖

消化・吸収されない，あるいは消化されにくい少糖類（オリゴ糖）で代表的なものは，ガラクトオリゴ糖，フラクトオリゴ糖，トレハロースなどで，でんぷん分解物などを原料につくられ，食料品に利用されている．

(2) 糖アルコール

糖アルコールとは，単糖またはオリゴ糖を還元処理したもので，構造上ヒドロキシ基（-OH）のあるアルコールの仲間に分類される．代表的な**糖アルコール**には，**ソルビトール**（グルコースを還元），**キシリトール**（キシロースを還元），**マルチトール**（マルトースを還元）などで，糖アルコールにすると原料の糖よりも甘味度が高くなる特徴があることから，甘味料として使われている．

スクロースが消化・吸収される際の有効エネルギー量は 4 kcal だが，難消化性糖質を摂取して腸内細菌によって産生された代謝物をエネルギーとして得た場合は 0 ～ 2 kcal 程度と考えられている．そのため，砂糖の

代わりに難消化性糖質を甘味料として使用することでエネルギー摂取量を抑制することができる．難消化性糖質を摂取してもグルコースが生成せず，血糖値の上昇やインスリン分泌を刺激しない．

虫歯菌（ミュータンス連鎖球菌）は，砂糖（スクロース）を基質としてう蝕（虫歯）足場となる不溶性グルカンを生成する．したがって，砂糖の代わりにミュータンス連鎖球菌が利用できない甘味料を使用することは，う蝕のリスクを軽減することができる．

5.4　腸内環境の改善効果

ヒトの消化管上部で分解・吸収されない食物繊維や難消化性オリゴ糖などは，大腸の有用菌の餌となる．それら菌の増殖を促進する食品成分を**プレバイオティクス**という．また，ビフィズス菌などの有用菌やそれらの生菌を含む食品のことを**プロバイオティクス**という．近年は，プレバイオティクスとプロバイオティクスを組み合わせたシンバイオティクスが提唱され，オリゴ糖や食物繊維を加えたヨーグルトなどの食品が開発されている．

健康なヒトの糞便では水分が60〜80％を占めるが，固形物中の約50％は腸内細菌である．また，腸内細菌によって消化されなかった不溶性食物繊維は，糞便量を増加させる．難消化吸収性の糖質の摂取は，こうした便性の改善や便秘予防効果だけでなく，腸内環境の改善効果を介した免疫機能の向上など，全身の健康に寄与すると期待されている．

5.5　食物繊維の摂取量

日本人の食物繊維摂取量は，1940年代には20 g以上あったが，現在は15 g程度である．食物繊維源の内訳を示した調査によると，おもに穀類からの摂取が減少したことがわかる（図4.11）．これは，食生活の欧米化によって主食である米の摂取量が減ったことや大麦などの雑穀を食べなくなったことが理由と考えられる．

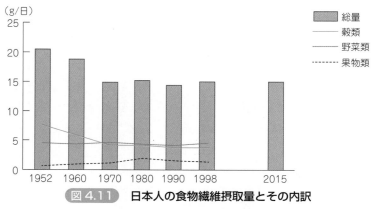

図4.11　日本人の食物繊維摂取量とその内訳

Nakaji S. et al., *Eur. J. Nutr.*, **41**, 222（2002）を参考に作図.

　低食物繊維・高脂肪な食生活をしている欧米諸国では，大腸がんの罹患率が高い．この半世紀のうちに大腸がん罹患率が日本人でも上昇し続けており，食物繊維摂取量の低下と脂肪摂取量の増加が関連していると考えられている．また，食物繊維摂取量が心血管疾患などの生活習慣病と負に関連することを示唆する研究報告が数多くある．一方，日本人におけるそれら関連する量・反応関係を明らかにした知見は乏しく，日本人の食事摂取基準（2020 年版）では食物繊維の摂取量について，極端でない範囲で，できるだけ多めに摂取することが望ましいとして，成人の食物繊維摂取量の目標量を男性で 1 日 21 g，女性で 18 g 以上としている．

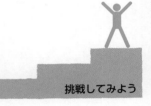

復習問題を解いてみよう
https://www.kagakudojin.co.jp

挑戦してみよう

第5章

たんぱく質の栄養

この章で学ぶポイント

★食後と食間期のたんぱく質・アミノ酸代謝の違いについて理解しよう.

★アミノ酸の代謝には臓器ごとに特徴がある. 各臓器でどのように代謝されるのかを学ぼう.

★私たちの体内ではたんぱく質は常につくり替えられている. アミノ酸プールの概念について理解しよう.

★たんぱく質の動きを窒素に置き換えて考える窒素出納の概念, たんぱく質の栄養価の評価方法について学習しよう.

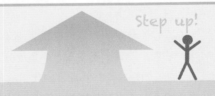

Step up!

ちょっと

◆学ぶ前に復習しておこう◆

アミノ基
－NH₂で表される1価の基（原子の集合体）. 酸と反応して塩をつくる.

カルボキシ基
－COOHで表される1価の基. 酸性を示す有機化合物の構造中に存在する.

物質量
原子や分子を扱うとき, 何個の原子あるいは分子が含まれるかをモル（mol）の単位で表した量をいう.

たんぱく質の立体構造
たんぱく質は複雑に折りたたまれた立体構造をとり, この構造を利用して特定の生理機能を発揮する.

1 ┃ たんぱく質とは

1.1　たんぱく質の定義

　たんぱく質とは，多数のアミノ酸が**ペプチド結合**でつながった高分子化合物と定義される．成人では，体の約 60% は水であるが，残りの約半分（体の約 20%）はたんぱく質が占めている．食事で摂取したたんぱく質の代謝の流れについておおまかに図 5.1 に示した．

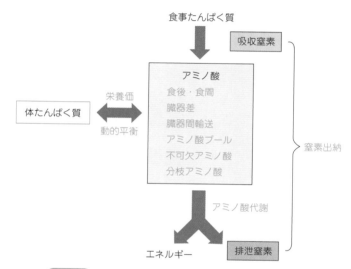

図 5.1　たんぱく質の代謝の流れと学習ポイント

1.2　たんぱく質の生理的役割

（1）生理的役割

　たんぱく質は，物質的にはアミノ酸がつながったものにすぎないが，皮膚や筋肉，内臓，毛髪などの主成分として私たちの体を形づくるだけでなく，物質の合成や分解などの代謝活動を行う**酵素**，外敵から体を守る**抗体**，栄養素などの各種**輸送体**，一部の**ホルモン**，情報シグナルをうけ取る**受容体**など体内であらゆる活動に関与しており，生命活動の主役を担っている．

（2）アミノ酸とペプチド

　アミノ酸は，分子中に**アミノ基**（$-NH_2$）と**カルボキシ基**（$-COOH$）をもつ化合物と定義される．したがって，世の中には無数のアミノ酸が存在するが，たんぱく質を構成するアミノ酸は，表 5.1 に示す 20 種類である．表の左下にあるように，各アミノ酸の基本骨格は同じであるが，**側鎖**（**-R**）の部分が異なる．この側鎖部分の性質によって，体内におけるアミノ酸の代謝や合成されるたんぱく質の性質が異なる．

　2 つのアミノ酸のうち，一方のアミノ酸のアミノ基と，もう一方のアミノ酸のカルボキシ基から水（H_2O）が取れてできる「$-CO-NH$」の結合を

表 5.1　たんぱく質を構成するアミノ酸の構造

分類		名称	側鎖構造（-R）
中性アミノ酸		グリシン Gly（G）	$-H$
中性アミノ酸		アラニン Ala（A）	$-CH_3$
中性アミノ酸	分枝アミノ酸	バリン Val（V）	$-CH(CH_3)-CH_3$
中性アミノ酸	分枝アミノ酸	ロイシン Leu（L）	$-CH_2-CH(CH_3)-CH_3$
中性アミノ酸	分枝アミノ酸	イソロイシン Ile（I）	$-CH(CH_3)-CH_2-CH_3$
中性アミノ酸	含硫アミノ酸	システイン Cys（C）	$-CH_2-SH$
中性アミノ酸	含硫アミノ酸	メチオニン Met（M）	$-CH_2-CH_2-S-CH_3$
中性アミノ酸	芳香族アミノ酸	フェニルアラニン Phe（F）	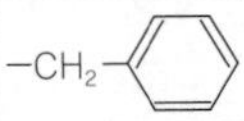
中性アミノ酸	芳香族アミノ酸	チロシン Tyr（Y）	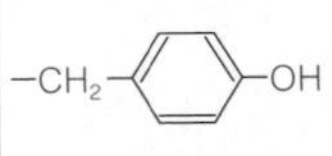
中性アミノ酸	芳香族アミノ酸	トリプトファン Trp（W）	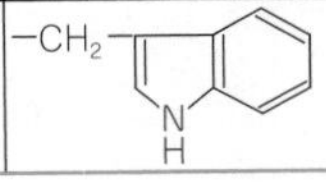

分類		名称	側鎖構造（-R）
中性アミノ酸	ヒドロキシアミノ酸	セリン Ser（S）	$-CH_2-OH$
中性アミノ酸	ヒドロキシアミノ酸	トレオニン Thr（T）	$-CH(CH_3)-OH$
中性アミノ酸	酸アミドアミノ酸	アスパラギン Asn（N）	$-CH_2-C(=O)-NH_2$
中性アミノ酸	酸アミドアミノ酸	グルタミン Gln（Q）	$-CH_2-CH_2-C(=O)-NH_2$
中性アミノ酸	イミノ酸	プロリン Pro（P）	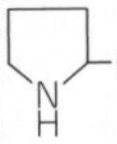（全構造）
酸性アミノ酸		アスパラギン酸 Asp（D）	$-CH_2-COOH$
酸性アミノ酸		グルタミン酸 Glu（E）	$-CH_2-CH_2-COOH$
塩基性アミノ酸		リシン Lys（K）	$-CH_2-CH_2-CH_2-CH_2-NH_2$
塩基性アミノ酸		アルギニン Arg（R）	$-CH_2-CH_2-CH_2-NH-C(=NH)-NH_2$
塩基性アミノ酸		ヒスチジン His（H）	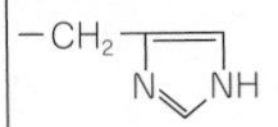

（赤字は不可欠アミノ酸）

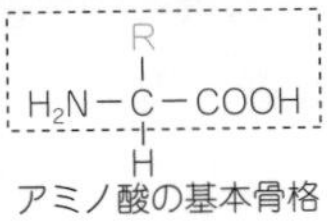

アミノ酸の基本骨格

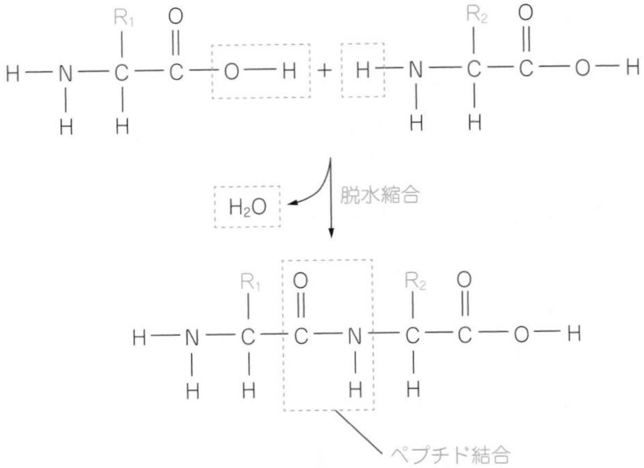

図 5.2　ペプチド結合

ペプチド結合という（図 5.2）．

アミノ酸が 2 個つながったものを**ジペプチド**，3 個つながったものを**トリペプチド**，10 個程度つながったものをオリゴペプチドという．たんぱ

く質は，この20種類のアミノ酸が50個以上つながっている．たんぱく質の種類はアミノ酸の配列順序によって決定されるが，機能を発揮するには正しく折りたたまれる必要がある．熱や撹拌など物理的な刺激や，pH，有機溶媒などの化学的な刺激によって折りたたまれた形が壊れると，正常な機能が失われる．これを**変性**という．

2 | たんぱく質・アミノ酸の体内代謝

2.1　代謝の概要

　たんぱく質・アミノ酸の第一の役割は，体をつくる構成素として働くこと，つまり，体たんぱく質をつくることである．しかし，アミノ酸はエネルギー源としても利用され，さらに，別のアミノ酸や，核酸，ヘム，ホルモン，生理活性アミン，グルタチオンなどの重要な窒素化合物の合成材料としても働く．たんぱく質が栄養素となっているのは，体たんぱく質合成の材料を供給するのが大きな理由だが，窒素化合物を合成するための窒素源を供給するためでもある．

　食事由来のたんぱく質は，消化管内で**消化酵素**によって分解され，小腸吸収上皮細胞からアミノ酸，ジペプチド，トリペプチドの形で吸収され，最終的には細胞内でアミノ酸にまで分解される．一方，体内で不要になったたんぱく質は，おもに非特異的な分解経路である**リソソーム系**と特異的な分解経路である**ユビキチン-プロテアソーム系**によって分解され，アミノ酸となる．

（1）アミノ酸からたんぱく質の合成

　私たちの体の設計図である遺伝情報はDNAに記録されており，必要に応じてmRNAに写し取られる（**転写**）．そして，合成されたmRNAの配列をもとにアミノ酸がつなげられてたんぱく質となり（**翻訳**），規則正しく折りたたまれて機能を発揮する．形をもたない遺伝情報が，たんぱく質という実体となってさまざまな生理的役割を果たすのである．

（2）エネルギー源としてのアミノ酸

　私たちは，アミノ酸のアミノ基をエネルギー源として利用することができない．そのため，アミノ酸の代謝は多くの場合，アミノ基を外す**アミノ基転移反応**から始まる．この反応は，**アミノ基転移酵素**によって触媒され，アミノ酸のアミノ基は，2-オキソ酸に渡され，2-オキソ酸とアミノ酸が生じる（図5.3）．

　2-オキソ酸は，代謝されるアミノ酸のアミノ基のうけ手となる．おもには，**2-オキソグルタル酸**，**ピルビン酸**，**オキサロ酢酸**で，これらから，**グルタミン酸**，**アラニン**，**アスパラギン酸**が生じるが，最終的にアミノ基はすべて**グルタミン酸**へ集められる．

非特異的・特異的
相手を特定せずに無差別に作用することを非特異的といい，特定の相手に対してのみ作用することを特異的という．

アミノ基転移酵素の補酵素
アミノ基転移酵素は補酵素としてピリドキサールリン酸（ビタミンB_6）を必要とする．

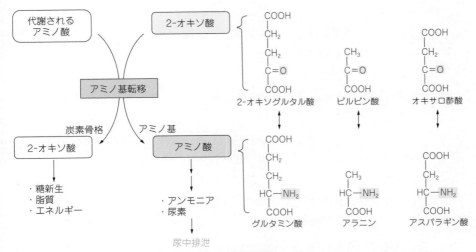

図5.3 アミノ酸代謝とアミノ基転移に重要な 2-オキソ酸とアミノ酸

　次に，グルタミン酸は**グルタミン酸脱水素酵素**による**酸化的脱アミノ反応**をうけ，2-オキソグルタル酸とアンモニアが生成する．アンモニアは毒性が強いため，肝臓では，ただちに**尿素回路**で処理され，無毒な尿素に変換される．尿素は腎臓から尿中に排泄される．

　一方，尿素回路をもたない組織で生成したアンモニアは，**グルタミン**や**アラニン**に変換されて血液中を輸送され，おもに肝臓で尿素に変換されて，腎臓から尿中に排泄され体外に排出される．複雑な仕組みであるが，私たちの体内では，代謝できないアミノ酸の窒素をおもに尿素（一部はアンモニア）に変換し，尿として排出するということである．

　また，アミノ基が外れた炭素骨格は，アミノ酸の種類によって代謝経路は異なるものの，最終的には，ピルビン酸，**クエン酸回路（TCA回路）**の中間体，アセチル CoA の3つに集約される．これらの生成物は**糖新生**によってグルコースに変換されたり，脂質やケトン体の合成に利用されたり，あるいはクエン酸回路で代謝されエネルギー産生に用いられる．糖新生によりグルコースに変換できるアミノ酸を**糖原性アミノ酸**と呼び，ケトン体に変換することができるアミノ酸を**ケト原性アミノ酸**と呼ぶ．

　一方，アミノ酸のカルボキシ基が脱炭酸反応によって脱離するとアミンが生じる．一部のアミノ酸からは脱炭酸反応により，神経伝達物質が生成する．チロシンからはカテコールアミン類（**ドーパミン**，**ノルアドレナリン**，**アドレナリン**）が順次合成され，トリプトファンからは**セロトニン**が生成する．また，ヒスチジンの脱炭酸反応によって**ヒスタミン**が生じる．これらは分子内にアミノ基を1つもつアミンであることから，**モノアミン神経伝達物質（モノアミン）**と呼ばれる．その他にも，グルタミン酸の脱炭酸反応により，抑制性神経伝達物質である**γ-アミノ酪酸（GABA）**が

生成される.

（3）食後・食間期のたんぱく質・アミノ酸代謝

（a）食後のたんぱく質代謝

　食事により摂取されたたんぱく質は，消化管内でアミノ酸やペプチドに分解・吸収され，最終的にはアミノ酸となり，門脈を通って肝臓に入る.

　肝臓は取り込んだアミノ酸を体たんぱく質の合成などに利用する.　その後，アミノ酸は肝臓から全身に供給され，血中アミノ酸濃度が上昇する.　アミノ酸濃度の上昇は，筋肉をはじめとした各組織における体たんぱく質の合成を促進する.

　また通常の食事では，たんぱく質のみを摂取することはないため，吸収された糖質により血糖値が上昇し，膵臓の**ランゲルハンス島β細胞**から**インスリン**が分泌される.　インスリンは血糖値を下げるだけでなく，アミノ酸の組織への取り込み，体たんぱく質の合成を促進し，体たんぱく質の分解を抑制する.　このように，食後は摂取したアミノ酸を用いて，各組織における体たんぱく質合成が促進される.

（b）食間期のたんぱく質代謝

　食後，数時間が経過すると，血中アミノ酸濃度はもとにもどる.　その後，さらに空腹が続くと，血糖値が低下し，**グルカゴン**，**アドレナリン**，**グルココルチコイド**が分泌され，肝臓ではグリコーゲン分解が進むとともに糖新生が促進される.　また，糖新生の材料を供給するために，体たんぱく質の分解が促進され，生じたアミノ酸は糖新生に利用されるかエネルギー源として利用される.

（4）たんぱく質・アミノ酸代謝の臓器差

　たんぱく質の合成はすべての細胞で行われる.　しかし，アミノ酸の代謝はすべての臓器で一様に行われるのではない.　アミノ酸の代謝には臓器特異性があり，各臓器におけるアミノ酸代謝にはかなり特色がある（図 5.4）.

（a）小腸におけるアミノ酸代謝

　食物に含まれていたアミノ酸は，小腸から吸収されるが，小腸は吸収されたアミノ酸をそのまま門脈に送るわけではない.　吸収されたアミノ酸のうち，**グルタミン**，**グルタミン酸**，**アスパラギン酸**の多くが小腸のエネルギー源として代謝され，アラニンが門脈に放出される.　したがって，食事で摂取したアミノ酸と比べて，門脈血中ではグルタミン，グルタミン酸，アスパラギン酸濃度は低下し，アラニン濃度は増加する.　また小腸は，血液中からもグルタミンを取り込んで代謝する.　グルタミンやグルタミン酸は，小腸粘膜の重要なエネルギー源となっている.

（b）肝臓におけるアミノ酸代謝

　小腸から吸収されたアミノ酸は，門脈を通って肝臓に運ばれ代謝され，

グルココルチコイド
骨格筋の体たんぱく質の分解を促進し，糖新生の材料を供給する.

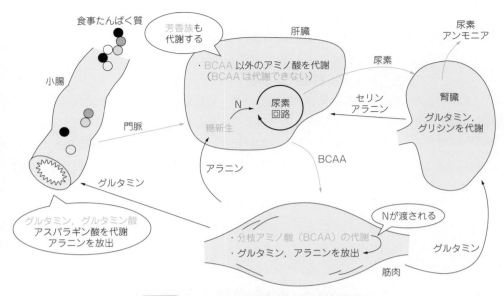

図5.4 アミノ酸代謝の臓器差と臓器間輸送

残りが全身に供給される．肝臓はアミノ酸代謝の中心臓器であり，芳香族アミノ酸を含めほとんどのアミノ酸を代謝する．しかし，肝臓には**分枝（分岐鎖）アミノ酸（バリン，ロイシン，イソロイシン）**を代謝するために必要な分枝アミノ酸アミノ基転移酵素がほとんど発現していないため，分枝アミノ酸は肝臓を素通りして，全身に供給される．また，肝臓は**尿素回路**をもっており，アミノ酸の代謝により生じた**アンモニア**や，各組織からグルタミンやアラニンの形で送られてくるアミノ基を無毒な**尿素**に変換して血液中に放出する．

(c) 骨格筋におけるアミノ酸代謝

骨格筋は，分枝アミノ酸を代謝する主要臓器である．分枝アミノ酸（バリン，ロイシン，イソロイシン）は骨格筋に取り込まれ，筋たんぱく質の合成に使われたり，あるいは代謝されて骨格筋のエネルギー源として利用されたりする．分枝アミノ酸のアミノ基は，ピルビン酸や2-オキソグルタル酸に転移され，**アラニン**や**グルタミン**となって血液中に放出される．アラニンは肝臓に取り込まれ，糖新生の材料になるとともに，アミノ基は尿素回路で処理される．グルタミンは肝臓，小腸，腎臓で代謝される．骨格筋は盛んにアミノ酸を代謝するが，代謝できるアミノ酸は分枝アミノ酸3種類と，アラニン，アスパラギン酸，グルタミン酸の計6種類とされる．

(d) 腎臓におけるアミノ酸代謝

腎臓は，血液中からグルタミンを取り込み，**グルタミナーゼ**によって分解し，グルタミン酸とアンモニアを生成する．アンモニアは尿中に排泄され，グルタミン酸はエネルギー源，あるいはアラニン合成に用いられる．

また，肝臓で合成され血液中に放出された尿素を取り込み，尿中に排泄する．さらにグリシンを取り込み，セリンに変換して放出する．

2.2　たんぱく質の代謝回転

　私たちの体は毎日変わらないように見えるが，体のなかでは体たんぱく質が常に合成と分解を繰り返し，体たんぱく質の品質が保たれている．この合成と分解の繰返しを**代謝回転**といい，この速度を**代謝回転速度**という．また，たんぱく質の半分が新しいたんぱく質に置き換わる時間を**半減期**という．たんぱく質の代謝回転速度は組織によって異なっており，代謝の中心臓器である肝臓，食事のたびに消化液や食物にさらされている消化管，および血液たんぱく質などでは速度が速く，これらの臓器におけるたんぱく質の半減期は約10日である．一方で，骨格筋は盛んに活動しているように思われるが，筋肉たんぱく質の半減期は約180日と長い．ヒトの体たんぱく質の半減期は，全身を平均すると約80日とされていることから，計算上，私たちの体たんぱく質は約半年に1回入れ替わっていることになる．このように，ミクロの世界では激しく入れ替わりながらも，全体としては一定を保っている状態を**動的平衡**という．

（1）アルブミン

　アルブミンは，肝臓で合成され血液中に分泌される血漿たんぱく質＊である．アルブミンは血漿たんぱく質の約60%を占めている．

（a）おもな働き

　アルブミンのおもな働きとして，①血液の浸透圧やpHの維持，②末梢組織へのアミノ酸の供給，③脂肪酸やビリルビンなどの輸送があげられる．

　さらに，アルブミンは**膠質浸透圧**のほとんどを担っている．血管内の水分は膠質浸透圧によって保たれているため，低アルブミン状態では水を血管内に保つことができず，水は組織間に滞留し**浮腫**が引き起こされる．

（b）指標としての活用

　健常者においては，アルブミンの血中濃度は3.8〜5.3 g/dLに維持されている．しかし，アルブミンの血中濃度は，たんぱく質の栄養状態の影響をうけるため，栄養不良が続けば，血液中の濃度は徐々に低下していく．

　アルブミンの半減期は2〜3週間と比較的長いことから，血漿アルブミン値は，約1か月間のたんぱく質の栄養状態を表す指標として用いられる．また，アルブミンは**肝臓**でのみ合成されるため，肝臓に障害がある場合にも血漿アルブミン濃度は低下する．この性質から肝疾患の判定にも使用される．

（2）急速代謝回転たんぱく質

　先に述べたように，アルブミンは血中半減期が比較的長いことから，血漿アルブミン濃度は長期（1か月程度）の栄養状態の指標となる．しかし，

短期間ではほとんど変化しないため，術前術後など短期間の栄養状態を知りたい場合には不向きである．したがって，短期間の栄養状態を知りたい場合には，半減期の短いたんぱく質がその指標となる．血液中に存在する代謝回転の速い（半減期の短い）たんぱく質を**急速代謝回転たんぱく質**（rapid turnover protein：**RTP**）という．

　急速代謝回転たんぱく質には，**レチノール結合たんぱく質**（半減期：12時間），**プレアルブミン**〔**トランスサイレチン**（半減期：約 2 〜 3 日）〕，**トランスフェリン**（半減期：7 〜 10 日）などがある．アルブミンがたんぱく質の栄養状態を示す長期の指標として用いられるのに対して，これらは短期の栄養状態を表す指標として用いられる．

国家試験ワンポイントアドバイス

3 種類の RTP については，半減期の大小関係を問われやすい．それぞれの名前と半減期を覚えよう．

3 アミノ酸の臓器間輸送

3.1 アミノ酸プール

　私たちの体内では，たんぱく質は常に合成と分解を繰り返し，動的平衡が保たれている．成人では，体重 1 kg あたり約 3 g，体重 60 kg であれば，1 日に約 180 g のたんぱく質が合成され，同じ量が分解されている．しかし，分解されるたんぱく質と，合成したいたんぱく質のアミノ酸組成は同じではない．

　構成するアミノ酸が 1 種類でも足りないと，たんぱく質を合成することができない．そのため，合成と分解のサイクルを滞りなく進めるためには，すべての種類のアミノ酸が，いつでも使える状態で一定量必要である．

　糖質や脂質と異なり，私たちはアミノ酸を貯蔵しておくことができない．しかし体内には，たんぱく質に含まれず必要なときにいつでも利用することのできる**遊離アミノ酸**が一定量存在している．それら全身に存在する遊離アミノ酸をまとめて**アミノ酸プール**という（図 5.5）．

　アミノ酸プールには，食事から摂取されたアミノ酸，たんぱく質の分解によって生じたアミノ酸，生合成されたアミノ酸などが区別なく含まれる．たんぱく質や窒素化合物の合成材料，エネルギー源としてアミノ酸プールのアミノ酸は自由に使うことができる．この自由に使えるアミノ酸プールのおかげで私たちは生命活動を滞りなく行うことができる．また，アミノ酸プールの容量（体内の遊離アミノ酸量）は，ほぼ一定とされており，アミノ酸プールの容量を超えて過剰に取り込まれたアミノ酸は，エネルギー源として代謝されてしまう．アミノ酸プールは特定の臓器に局在しているわけではないが，骨格筋は 1 kg あたり 3 〜 5 g の遊離アミノ酸を含んでおり，これは，アミノ酸プールの全アミノ酸量の 50 ％以上を占めるとされている．

国家試験ワンポイントアドバイス

アミノ酸プールがどのようなアミノ酸で構成されているか，何に使えるかを理解しておこう．

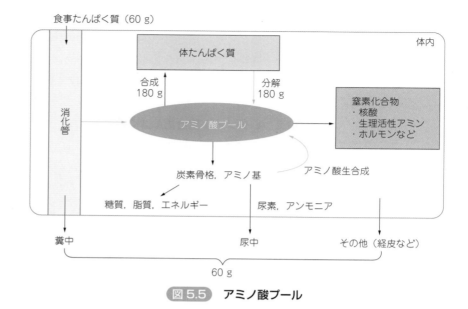

食事たんぱく質（60 g）

体内

体たんぱく質

消化管

合成
180 g

分解
180 g

アミノ酸プール

窒素化合物
・核酸
・生理活性アミン
・ホルモンなど

アミノ酸生合成

炭素骨格，アミノ基

糖質，脂質，エネルギー

尿素，アンモニア

糞中

尿中

その他（経皮など）

60 g

図 5.5　アミノ酸プール

3.2　分枝（分岐鎖）アミノ酸の特徴

　分枝アミノ酸（branched chain amino acid：**BCAA**）とは，側鎖に枝
分かれの構造をもつアミノ酸のことであり，具体的には**バリン**，**ロイシン**，
イソロイシンの3つのアミノ酸の総称である．

　分枝アミノ酸は，すべて**不可欠アミノ酸（必須アミノ酸）**であり，体内
で合成できないため，食事から摂取する必要がある．しかし分枝アミノ酸
は，たんぱく質に豊富に含まれており，通常の生活において不足すること
はないと考えてよい．分枝アミノ酸が占める割合は，筋肉たんぱく質を構
成する不可欠アミノ酸の約35％，食物たんぱく質に含まれる不可欠アミ
ノ酸の約半分（総アミノ酸の約20％）である．

　分枝アミノ酸は肝臓で代謝されず，おもに筋肉に取り込まれ，筋たんぱ
く質の材料としてだけでなく，エネルギー源として利用される．とくに運
動時にはエネルギー源としての利用が高まる．

　分枝アミノ酸はさまざまな生理作用を発揮することが報告されており，
とくに**ロイシン**は，**たんぱく質合成促進作用**および**分解抑制作用**など，た
んぱく質の代謝に強い作用を示すことが知られている．また分枝アミノ酸
の摂取は，運動時の疲労の予防と回復に有効とされている．

　血漿中の分枝アミノ酸（バリン，ロイシン，イソロイシン）と**芳香族ア
ミノ酸**（フェニルアラニンとチロシン）のモル比（分枝アミノ酸／芳香族
アミノ酸）を**フィッシャー比**といい，肝機能の状態を表す指標として利用
される．通常，血中のアミノ酸濃度はほぼ一定であることから，健常者に
おいてフィッシャー比は3〜4に保たれている．しかし，肝炎などの肝障
害がある場合には，肝臓における芳香族アミノ酸の代謝が低下し，その血

Point!

フィッシャー比とアミノ酸
フィッシャー比に用いる芳香族アミ
ノ酸にはトリプトファンは含まれな
い．

中濃度が増加する．一方，筋肉における分枝アミノ酸の代謝は促進され，血中濃度は低下する．その結果，フィッシャー比は低下する．

3.3　摂取するたんぱく質の量と質の評価

たんぱく質は，さまざまな食品から摂取することができる．しかし，どのたんぱく質を摂取しても効果が一様というわけではなく，摂取するたんぱく質によって動物の成長に差があることが知られている．摂取たんぱく質の第一の役割は，構成素として体たんぱく質の合成に働くことである．つまり，たんぱく質には優劣があるということである．このたんぱく質の質を**栄養価**という．質の良いたんぱく質は体たんぱく質になりやすく，質の悪いたんぱく質は体たんぱく質になりにくい．

栄養価の評価方法には，**生物学的評価法**と**化学的評価法**の2種類がある．生物学的評価法とは，実際にヒトや動物にたんぱく質を摂取させ，体重の増加やたんぱく質に含まれる窒素を指標として，体内に保留された割合により評価する方法である．

一方，化学的評価法とは，たんぱく質のアミノ酸組成を分析し，基準となるアミノ酸組成と比較することによって評価する方法である．化学的評価法には，鶏卵たんぱく質のアミノ酸組成を基準とする**卵価**，母乳たんぱく質のアミノ酸組成を基準とする**人乳価**，ヒトにとっての理想的なアミノ酸組成を想定し，それと比較する**アミノ酸価**などがある．

3.4　窒素出納

糖質と脂質を構成している主要元素は炭素，水素，酸素である．一方，たんぱく質を構成しているアミノ酸には，炭素，水素，酸素に加えて，糖質，脂質にはほとんど含まれない窒素が，平均して16％含まれている．

たんぱく質はアミノ酸がつながったものであるため，たんぱく質には100gあたり16gの窒素が含まれていることになる．たんぱく質以外の栄養素には，ほとんど窒素は含まれていないため，私たちが摂取する食事に含まれる窒素は，ほとんどがたんぱく質に由来するものである．したがって，食事に含まれるたんぱく質量を知りたければ，食事に含まれる窒素量を測定し，その窒素量に6.25（＝100÷16）をかければよい．

一方，体内に存在する窒素も，ほとんどがたんぱく質を構成するアミノ酸の窒素であり，体内で代謝されるとアンモニアや尿素となり，尿中窒素として排泄される．したがって，尿に排泄された窒素量に6.25をかければ，体内で代謝されたたんぱく質量を求めることができる．このように，体内のたんぱく質の動きは，窒素の動きに置き換えて考えることができる．窒素の量は実験的に求めることができるため，この方法はたんぱく質の体内での動きを調べる方法として非常に有効な方法である．

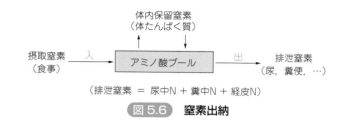

（排泄窒素 ＝ 尿中N ＋ 糞中N ＋ 経皮N）

図 5.6　窒素出納

窒素出納とエネルギー
窒素出納はエネルギー摂取の影響を
うけることを覚えておこう.

　窒素出納（nitrogen balance）とは, 摂取した食事に含まれる窒素量（**摂取窒素量**）と, 体外に排泄される窒素量（**排泄窒素量**）の差し引きのことである（図 5.6）. 以下の式で表される.

　　　窒素出納 ＝ 摂取窒素量 － 排泄窒素量

　排泄窒素としては, 尿, 糞便のほか, 脱毛や垢, 汗などの経皮損失があるが, その排泄量は, 尿, 糞便への排泄量に比べると非常に少ないため通常は測定されない.

　窒素出納を調べることによって, たんぱく質の栄養状態を知ることができる. 健常な成人の場合, 動的平衡が保たれているため, 摂取窒素量と排泄窒素量はほぼ等しく, 窒素出納は 0 となる. これは, 摂取されたたんぱく質と分解・代謝されるたんぱく質量が釣りあっていることを意味し, これを**窒素平衡**と呼ぶ.

　成人が, たんぱく質を過剰に摂取しても子どものように成長しないのは, 摂取したぶんだけ排泄量も増加するからである. 窒素出納が**正**（摂取窒素量＞排泄窒素量）の場合, 差し引いた残りの窒素が, 体たんぱく質として体内に蓄積していることを示す. たとえば, 成長期の子どもや, 体内で胎児が成長している妊婦などがあげられる. 一方, 窒素出納が**負**（摂取窒素量＜排泄窒素量）の場合は, 摂取量以上に体たんぱく質が分解され体から失われていることを示す. たとえば, たんぱく質がエネルギー源として分解利用される飢餓やたんぱく質供給不足の状態, あるいは糖質をエネルギー源としてうまく使うことのできない重度の糖尿病患者などがあげられる. 窒素出納の手法は, 後述する生物価や正味たんぱく質利用率といった, 栄養価の生物学的評価法に使われる.

3.5　生物価

国家試験ワンポイントアドバイス
生物価と正味たんぱく質利用率の
式は完璧に覚えよう. 分子と分母
を入れ替える問題は出題されやす
い. また, 生物価＞正味たんぱく
質利用率となる理由を理解しよ
う.

　たんぱく質を摂取する第一の目的は, 体たんぱく質の合成であることから, 質の良いたんぱく質ほど効率よく体たんぱく質の合成に使われ, 体内に保留される.

　生物価（biological value：**BV**）とは, 窒素出納法を用いて, 体内に吸収された**窒素**（**摂取たんぱく質由来**）がどの程度, 体内に保留されたかを

評価する生物学的評価法の1つである．ヒトや動物に一定期間，評価たんぱく質を含む食餌を与え，摂取窒素量（**摂取N**）と排泄窒素量（**排泄N**）を測定し，吸収された窒素（**吸収N**）と体内に保留された窒素量（**体内保留N**）を求め，以下の式にあてはめて計算する．

$$生物価 = \frac{体内保留 N}{吸収 N} \times 100$$

吸収 N は，摂取 N－糞中排泄 N，体内保留 N は吸収 N－尿中排泄 N で求められる（図 5.7 左）．しかし，たんぱく質を摂取していなくても，尿には体たんぱく質の分解で生じた窒素が含まれ，糞便には腸内細菌や，脱落した消化管細胞由来の窒素が含まれる（図 5.7 右）．そこで，たんぱく質を含まない食餌を与えて，無たんぱく質時の内因性の排泄 N を測定する．内因性の窒素排泄を補正すると，式は以下のようになる．

$$生物価 = \frac{吸収 N－（尿中排泄 N－無たんぱく質摂取時の尿中排泄 N）}{摂取 N－（糞中排泄 N－無たんぱく質摂取時の糞中排泄 N）} \times 100$$

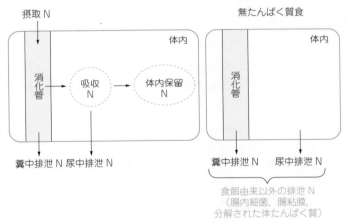

図 5.7 生物価の考え方

(1) 正味たんぱく質利用率

生物価は，体内に吸収された窒素のうち，体内に保留された窒素量で評価する．しかし，吸収された窒素で評価するため，摂取たんぱく質の消化吸収率については加味されていない．**正味たんぱく質利用率**（net protein utilization：**NPU**）は，摂取したたんぱく質が，どの程度体内に残ったかを評価するものであり，式は以下のようになる．

$$正味たんぱく質利用率 = \frac{体内保留 N}{摂取 N} \times 100$$

　また，以下のようにこの式を書き換えると，正味たんぱく質利用率は，生物価に消化吸収率を乗じたものであることがわかる．つまり，正味たんぱく質率利用率は，消化吸収率も含めたたんぱく質の生物学的評価法である．

$$
\text{正味たんぱく質利用率} = \frac{\text{体内保留 N}}{\text{摂取 N}} \times 100
$$

$$
= \frac{\text{体内保留 N}}{\text{吸収 N}} \times \frac{\text{吸収 N}}{\text{摂取 N}} \times 100
$$

$$
= \frac{\text{体内保留 N}}{\text{吸収 N}} \times 100 \times \frac{\text{吸収 N}}{\text{摂取 N}}
$$

$$
= \text{生物価} \times \text{消化吸収率}
$$

　消化吸収率の値が 1 を超える（摂取した以上に吸収される）ことはありえないため，生物価と正味たんぱく質利用率を比較した場合，必ず生物価が大きくなる．また，生物価と正味たんぱく質利用率の差が大きい場合には，評価たんぱく質の消化吸収率が低いということになる．

（2）たんぱく質効率比

　生物学的評価法には，栄養価を体重増加によって評価する方法として**たんぱく質効率比**（protein efficiency ratio：**PER**）がある．この方法では，評価たんぱく質を含む食餌をヒトや動物に一定期間与え，その間の体重増加を評価する．シンプルな方法であるが，窒素出納を用いないため，体重増加の原因が体脂肪の増加によるものなのか，体たんぱく質の蓄積によるものなのかを区別することはできない．

$$
\text{たんぱく質効率比} = \frac{\text{体重増加量（g）}}{\text{たんぱく質摂取量（g）}}
$$

　生物学的評価法は，実際にヒトや動物に食べさせて評価することから，たんぱく質の栄養価を評価する方法としては望ましい．しかし，多くの時間，労力，費用を必要とする．また，世の中には数えきれないほどの食品があり，それらすべてについて生物学的評価を行うのは不可能である．

たんぱく質効率比
たんぱく質効率比は体重増加量で評価する．

4 ｜ たんぱく質を構成するアミノ酸

4.1　不可欠アミノ酸

　たんぱく質を構成するアミノ酸は 20 種類あるが，このアミノ酸のなかで，体内でグルコースやほかのアミノ酸から合成できるものを**可欠アミノ酸**（非必須アミノ酸）という．一方，体内で合成できないか，合成できて

も必要量を満たせないため，摂取する必要のあるアミノ酸を**不可欠アミノ酸**という．

　成人の不可欠アミノ酸は，**ロイシン，バリン，トリプトファン，リシン，トレオニン，フェニルアラニン，メチオニン，イソロイシン，ヒスチジン**の9種類である．このうち，ヒスチジンを除く8種類は体内で合成できず，ヒスチジンは体内で合成することができるものの，合成速度が遅く必要量を満たすことができない．たんぱく質を合成するためには，たんぱく質を構成するアミノ酸のすべてが揃っていなくてはならないため，体内で必要量を賄えない不可欠アミノ酸は必ず摂取しなくてはならない．

4.2　アミノ酸価

　アミノ酸のうち，可欠アミノ酸は体内で合成することができるため，たんぱく質摂取の主要な目的は，不可欠アミノ酸の補給であるといえる．したがって，質の良いたんぱく質とは，ヒトが求める不可欠アミノ酸を供給できるたんぱく質となる．化学的評価法は，たんぱく質の不可欠アミノ酸含量を分析し，それを基準アミノ酸量と比較し，どれだけ満たされているかで評価する方法である．

　化学的評価法のひとつに**アミノ酸価（アミノ酸スコア）**がある．アミノ酸価では，理想的な不可欠アミノ酸組成（アミノ酸評点パターン：表5.2）に対して，評価たんぱく質の各不可欠アミノ酸含量がどの程度満たされているかを百分率で表し評価する．アミノ酸評点パターンの値に対する充足率が100以下のアミノ酸を制限アミノ酸という．また，制限アミノ酸が複数ある場合には，充足率が最も低い値のアミノ酸を**第一制限アミノ酸**といい，以降，充足率の低い順に第二制限アミノ酸，第三制限アミノ酸と呼ぶ．制限アミノ酸がない場合，つまりすべての不可欠アミノ酸の充足率の計算値が100以上の場合，アミノ酸価を**100**とする．

$$\text{アミノ酸価} = \frac{\text{食品たんぱく質中の第一制限アミノ酸含量}}{\text{アミノ酸評点パターンの基準値}} \times 100$$

　ヒトは動物であるため，一般的に動物性たんぱく質はヒトの要求するアミノ酸組成に近く，アミノ酸価が100のものが多い．一方で，植物性たんぱく質は制限アミノ酸を含むものが多い．アミノ酸評点パターンの基準値としては表5.2にあるように，歴史に伴っていろいろと提案されてきたが，一般に1985年FAO/WHO/UNU（2～5歳用）が用いられることが多い．なお，評価するアミノ酸には可欠アミノ酸のシステイン，チロシンが含まれているが，これらは不足時には不可欠アミノ酸のメチオニン，フェニルアラニンからそれぞれ合成されることから，それを考慮し，合計して含硫アミノ酸，芳香族アミノ酸として扱われる．

国家試験ワンポイントアドバイス
アミノ酸価についてはよく問われる．何を評価するのか，きちんと理解しよう．

アミノ酸価の最大値
制限アミノ酸のないたんぱく質のアミノ酸価は100となる．つまり，アミノ酸価の最大値は100である．

表 5.2　アミノ酸評点パターン

アミノ酸	たんぱく質あたりの不可欠アミノ酸（mg/g たんぱく質）		
	FAO/WHO（1973）一般用	FAO/WHO/UNU（1985）幼児（2〜5歳）	FAO/WHO/UNU（2007）幼児（1〜2歳）
ヒスチジン	‒	19	18
イソロイシン	40	28	31
ロイシン	70	66	63
リシン	55	58	52
含硫アミノ酸（メチオニン＋システイン）	35	25	26
芳香族アミノ酸（フェニルアラニン＋チロシン）	60	63	46
トレオニン	40	34	27
トリプトファン	10	11	7.4
バリン	50	35	42

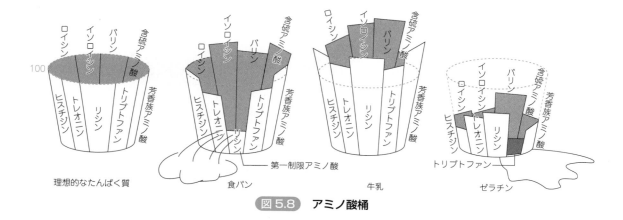

図 5.8　アミノ酸桶

　アミノ酸価の考えは，よく桶にたとえられる（リービッヒの桶，アミノ酸桶など）．食パン，牛乳，ゼラチンに含まれる不可欠アミノ酸の充足率の長さをもつ板を張り合わせて桶をつくると図 5.8 のようになる．

　食パンの桶で水を汲むとすると，水は一番短いリシンの板のところまでしか汲むことができない．それに対して，牛乳の桶ではすべての板がそろっており，目的の量の水を汲むことができる．一方で，ゼラチンの桶では，トリプトファンの板が欠けており，水を汲むことができない．このように一枚でも短い板があると，その他の板がどれほど長くても，水は一番短い板のぶんまでしか入らない．たんぱく質の場合，ひとつでも制限アミノ酸があると，体たんぱく質の合成への利用はそこで制限されてしまい，他のアミノ酸がどれほど多量に含まれていても，超えた分は体たんぱく質の合成に利用されることはなく，エネルギー源として代謝されてしまう．

　アミノ酸価は，生物学的評価法に比べて非常に簡便であり，私たちの日常の食事のような多様な食品を含む混合食であっても，アミノ酸組成を分析することができれば栄養価を評価することができる．しかし，たんぱく質が栄養学的に優れているためには，アミノ酸組成が優れているだけでなく，消化吸収にも優れている必要があるが，アミノ酸価は不可欠アミノ酸の含有量でのみ評価することから，食品たんぱく質の性質や，加工，調理による影響などは加味されていない．また，基準とするアミノ酸評点パターンの値によって栄養価が変わってくる．

4.3　アミノ酸の補足効果

　たんぱく質はアミノ酸として吸収されるため，栄養価の低いたんぱく質であっても，吸収される際に不可欠アミノ酸が適切なバランスであればよい．つまり，食品たんぱく質に制限アミノ酸があったとしても，その制限アミノ酸や，そのアミノ酸を多量に含む食品を同時に摂取することによって，たんぱく質の栄養価を高めることができる．これを**アミノ酸の補足効果**という．

　たとえば図 5.8 において，食パンではリシンが不足しており，アミノ酸スコアは 33 である．しかし，リシンを豊富に含む牛乳と一緒に摂取することによって，不足分のリシンを補い栄養価を高めることができる．ただし，アミノ酸の補足効果を十分に得るためには同時に摂取することが重要である．上記の例で，朝食が食パンだけだったからといって，昼食に牛乳を飲んでも効果は低い．日常の食事において，私たちは単一の食品のみを摂取することはほとんどなく，複数の食品を摂取しており，知らず知らずのうちに補足効果による栄養価の改善を行っている．また，アミノ酸の補足効果はヒトだけに適応されるものではない．畜産業界においては，トウモロコシや小麦などリシンの不足した飼料作物にリシンを添加することで栄養価を高め，生産効率を上げる取組みがなされている．一方，複数の制限アミノ酸がある場合，一部のアミノ酸だけを補うと，その他の不可欠アミノ酸の要求量が増加し，その結果，成長障害や脂肪肝などの悪い作用がでる場合がある．これを**アミノ酸インバランス**と呼ぶ．

5 ｜ ほかの栄養素との関係

5.1　エネルギー代謝とたんぱく質

　摂取されたたんぱく質の役割は第一に，体たんぱく質の合成に利用されることである．しかし，生命を維持するうえでは，エネルギーの確保が最優先である．たんぱく質はエネルギー源としても働くため，エネルギー不足のときには，摂取したアミノ酸がエネルギー源として代謝されてしまい，

体たんぱく質の合成への利用は低下する．一方，ほかのエネルギー源である糖質，脂質が十分に摂取できていれば，それらが優先的に利用されるため，エネルギー源としてのアミノ酸の利用が減り，体たんぱく質として体に保持される割合が高くなる．これを，エネルギーの**たんぱく質節約作用**という．また，十分にエネルギーがある状態でも，糖質や脂質を多く摂取すると，摂取したたんぱく質の体たんぱく質の合成への利用が促進され，たんぱく質の必要量は低下する．このように，たんぱく質の利用は糖質，脂質の摂取量と密接なかかわりがある．

5.2　糖新生とたんぱく質代謝

　脳や神経は**グルコース**をおもなエネルギー源としており，赤血球はグルコースのみをエネルギー源として利用する．したがって，私たちが健康に活動するうえで，血糖値の維持は最も重要であるといっても過言ではない．血糖値を上昇させる方法としては，食事による糖質摂取，肝グリコーゲンの分解，糖新生がある．食事が摂取できない状況では，肝グリコーゲン分解と糖新生に依存することになるが，肝グリコーゲンは半日程度で枯渇するため，糖新生が果たす役割は大きい．

　糖新生の材料としては**乳酸**，**グリセロール**，**アミノ酸**などがあるが，アミノ酸の割合が最も多い．20 種類のアミノ酸は代謝の過程で，ピルビン酸，クエン酸回路の中間体，アセチル CoA のいずれかに変換される．このうち，ピルビン酸あるいはクエン酸回路の中間体に変換可能なアミノ酸は，糖新生によってグルコースに変換できることから，これらのアミノ酸を**糖原性アミノ酸**と呼ぶ．一方，アセチル CoA はグルコースには変換できないが，ケトン体には変換できるため，代謝されてアセチル CoA になりうるアミノ酸を**ケト原性アミノ酸**と呼ぶ．ケト原性アミノ酸にはロイシン，リシン，

Column

たんぱく質危機

　たんぱく質危機という言葉を聞いたことがあるだろうか？　世界人口の増加や生活水準の上昇にともなって，肉や魚といった動物性たんぱく質の需要はますます増加している．一方で，従来の方法ではそれをまかなうことができず，たんぱく質危機が到来するといわれている．現在，来たるべきたんぱく質危機に備えて，藻類，昆虫食，培養肉などの代替たんぱく質の開発が進められている．昆虫食と聞くと，ゲテモノをイメージするかもしれないが，実は，昆虫はたんぱく質が豊富で優れた栄養源である．また，育てるための飼料・水・土地，排出する温室効果ガスも少なく，環境負荷が少ないことも特徴である．持続可能な社会の実現が求められている今，気持ちのハードルは高いが，近い将来，私たちの食卓も変わるかもしれない．

イソロイシン，チロシン，フェニルアラニン，トリプトファンの6種類があるが，純粋なケト原性アミノ酸は**ロイシンとリシン**だけであり，これら以外の4種類は糖原性アミノ酸でもある．したがって，20種類のアミノ酸のうち，18種類は糖原性アミノ酸として働き，グルコースに変換することができる．

5.3　ビタミンとたんぱく質代謝

　アミノ酸の合成や代謝においては多くの酵素が関与し，その**補酵素**としてさまざまなビタミンが関与している．とくに，前述の通り，多くのアミノ酸は代謝されるときに，最初にアミノ基転移酵素による**アミノ基転移**をうける．このアミノ基転移酵素は補酵素として**ピリドキサールリン酸**を必要とする．ピリドキサールリン酸は体内で**ビタミン B$_6$** から生成するため，たんぱく質摂取量が増加すると，ビタミン B$_6$ 必要量は増加する．また，必要量をまかなうことはできないが，ビタミンのひとつである**ナイアシン**はトリプトファンから合成することができる．

復習問題を解いてみよう
https://www.kagakudojin.co.jp

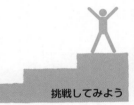

挑戦してみよう

第6章

脂質の栄養

この章で学ぶポイント

★脂質の構造と機能について理解しよう.
★脂質の栄養学的役割について理解しよう.
★食後・食間期の脂質代謝について理解しよう.

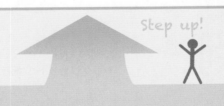

Step up!

ちょっと

◆学ぶ前に復習しておこう◆

メチル基
−CH₃ で表される1価の置換基. メタンから水素原子1個を除くと生じる.

胆汁
肝臓で1L／日ほど産生され, 脂肪の消化を助ける. おもな成分はビリルビリン, コレステロール, 胆汁酸塩など.

神経細胞
神経系を構成する細胞で, ニューロンともいう. シナプスを介してほかの神経細胞と連結, 情報の伝達を行う.

律速酵素
酵素によって触媒される一連の代謝経路において, その反応の速度を決める酵素.

1 | 脂質の構造と機能

1.1 脂質の定義

　脂質とは，水に溶けにくく，クロロホルム，エーテルなどの有機溶媒に溶ける性質をもつ化合物の総称である．

1.2 脂質の分類・構造

（1）トリグリセリド

　グリセロールに，脂肪酸3分子が**エステル結合**したものである（図6.1）．**トリグリセリド**のほかに，トリアシルグリセロール，**中性脂肪**とも呼ばれる．皮下脂肪などの脂肪組織に蓄えられ，貯蔵エネルギー源となる．

（2）脂肪酸

　炭素骨格の片方の端にカルボキシ基（–COOH），もう片方の端にメチル基が結合した構造をしている（図6.2）．食品に含まれるほとんどの脂肪

グリセロール

3個の鎖状炭素原子のそれぞれにヒドロキシ基がついた3価アルコール．グリセロールに脂肪酸3つが結合したものをトリグリセリド（中性脂肪）という．

エステル結合

カルボン酸とアルコールの脱水縮合による結合．エステル結合をもつ化合物をエステルという．

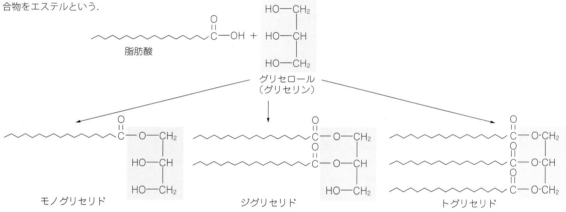

図6.1　トリグリセリドの構造

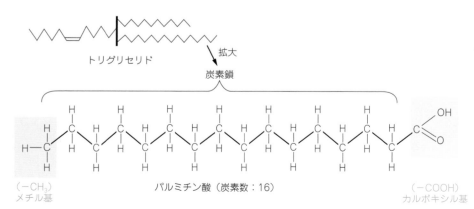

図6.2　脂肪酸の構造（イメージ）

酸の炭素数は偶数個で構成されており，炭素数によって短鎖脂肪酸，中鎖脂肪酸，長鎖脂肪酸の３つに分類できる（表6.1）．炭素数の少ない短鎖脂肪酸，中鎖脂肪酸は水に可溶のため，腸管から吸収後，門脈経由で肝臓へ輸送される．

　ほかに脂肪酸は，**二重結合**の有無でも分類される．二重結合があるものを**不飽和脂肪酸**，二重結合のないものを**飽和脂肪酸**という（図6.3）．さらに，二重結合が出現する場所により，**n-3系，n-6系**と分類される．

n-3系，n-6系脂肪酸
第3章を参照．

表6.1　脂肪酸の分類

脂肪酸の分類			脂肪酸名	二重結合数	炭素数	含有食品
短鎖脂肪酸 炭素数6以下	飽和脂肪酸 （二重結合なし）		酪酸	0	4	バター，チーズ
			カプロン酸	0	6	バター，チーズ
中鎖脂肪酸 炭素数8〜10			カプリル酸	0	8	バター，チーズ
			カプリン酸	0	10	バター，チーズ
長鎖脂肪酸 炭素数12以上			ラウリン酸	0	12	パーム油
			ミリスチン酸	0	14	ヤシ油，パーム油
			パルミチン酸	0	16	パーム油
			ステアリン酸	0	18	ココアバター
			アラキジン酸	0	20	落花生油
			ベヘン酸	0	22	菜種油，落花生油
			リグノセリン酸	0	24	落花生油
	一価不飽和脂肪酸 （二重結合が1個）		パルミトオレイン酸	1	16	マカダミアナッツオイル
			オレイン酸	1	18	オリーブオイル
	多価不飽和脂肪酸 （二重結合が2個以上）	n-6系	リノール酸	2	18	大豆油，コーン油
			γ-リノレン酸	3	18	月見草油
			アラキドン酸	4	20	魚油，肝油
		n-3系	α-リノレン酸	3	18	エゴマ油，キャノーラ油
			エイコサペンタエン酸（EPA）	5	20	魚油
			ドコサヘキサエン酸（DHA）	6	22	魚油

赤字は必須脂肪酸．

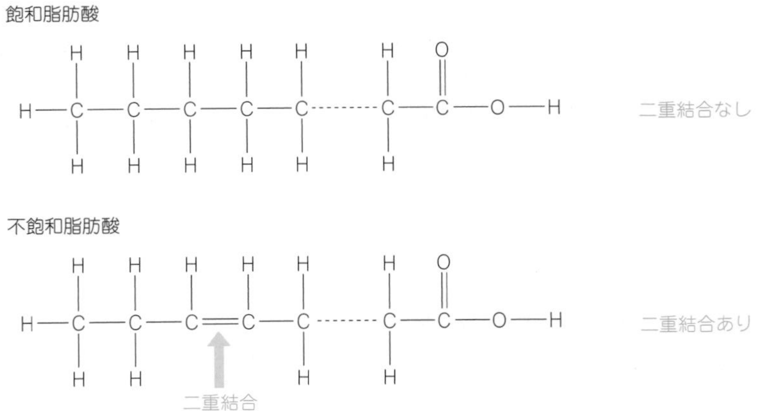

飽和脂肪酸

二重結合なし

不飽和脂肪酸

二重結合あり

二重結合

図6.3　飽和脂肪酸・不飽和脂肪酸（イメージ）

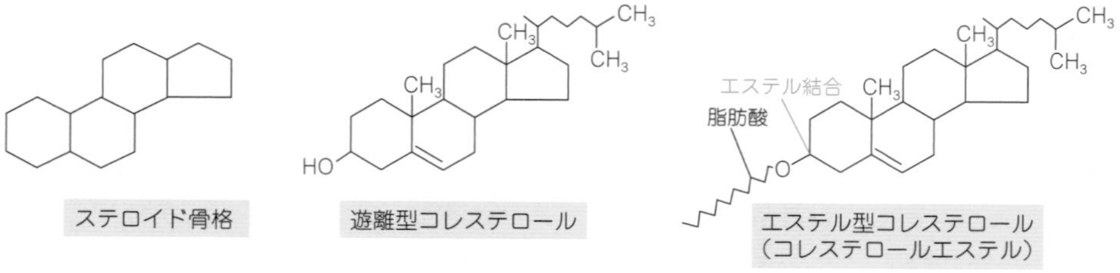

ステロイド骨格　　　　遊離型コレステロール

エステル結合
脂肪酸

エステル型コレステロール
（コレステロールエステル）

図6.4　コレステロールの構造

ステロイド
構造内にステロイド骨格（図6.4）を有する化合物の総称. コレステロール, 胆汁酸, ビタミンD, ステロイドホルモンなどがある.

（3）コレステロール

　コレステロールはステロイドのひとつであり, **ステロイド骨格**をもつ. コレステロールには**遊離型**と**エステル型**が存在する（図6.4）.

　コレステロールは**エネルギー源**とはならないが, **胆汁酸**, **ビタミンD**, **ステロイドホルモン**の材料であるため, 生体にとって重要な脂質である.

（4）リン脂質

　リン脂質は, グリセロールまたはスフィンゴシンに長鎖脂肪酸とリン酸などが結合した化合物である. 脂質は水に溶けない性質（**疎水性**）を示すが, リン脂質のリン酸を含む部分は水に溶ける性質（**親水性**）をもつ. すなわちリン脂質は, 水と脂質両方に溶ける**両親媒性**の性質をもつ.

　リン脂質には**グリセロリン脂質**と**スフィンゴリン脂質**がある（図6.5）. グリセロリン脂質の代表例は**レシチン**（ホスファチジルコリン）であり, **細胞膜**の主成分として重要である. スフィンゴリン脂質の代表例にはスフィンゴミエリンがあり, 神経細胞の軸索を覆う**ミエリン鞘**の主成分として重要である.

スフィンゴシン
長鎖不飽和アミノアルコールの総称. スフィンゴリン脂質の構成成分.

Column

トランス脂肪酸って何？

　トランス型の二重結合をひとつ以上もつ不飽和脂肪酸をトランス脂肪酸と呼んでいる. トランス脂肪酸は, 常温で液体の植物油や魚油から, 半固体または固体の油脂を製造する過程の「水素添加」により生成されることがある. そのため, マーガリン, ショートニング, およびそれらを原材料に使ったパン, ケーキ, ドーナツなどに含まれているものがある.

　トランス脂肪酸については, 日常的に多く摂りすぎている場合には, 少ない場合と比較して心臓病のリスクが高まることが示されている. 日本人の食事摂取基準（2020年版）では, トランス脂肪酸の摂取量を1％エネルギー未満に留めることが望ましく, できるだけ少なくすることが示されている.

参考：農林水産省HP「すぐにわかるトランス脂肪酸」および日本人の食事摂取基準（2020年版）.

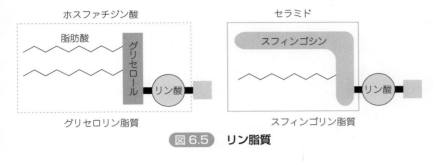

:アルコールなど

ホスファチジン酸

脂肪酸

グリセロール

リン酸

グリセロリン脂質

セラミド

スフィンゴシン

リン酸

スフィンゴリン脂質

図 6.5 リン脂質

1.3 脂質の役割

脂質は重要なエネルギー源であり，皮下脂肪に蓄えられ，貯蔵エネルギーとして利用されている．その他，体内での生理的役割として，生体膜の構成成分や，ビタミン，ホルモンなどの合成材料となる．

2 脂質の体内代謝

2.1 食後・食間期の脂質代謝

(1) 食後の脂質代謝

食事から摂取された脂質（トリグリセリド）は，まず，口腔内で舌リパーゼ，胃内で胃リパーゼにより一部が消化される．次に，十二指腸から分泌される**膵リパーゼ**によって分解され，**モノグリセリド**と**脂肪酸**になる．小腸から吸収され，小腸細胞内で再びトリグリセリドに合成される．再合成されたトリグリセリドは，アポたんぱく質やリン脂質などと小腸の上皮細胞で**カイロミクロン**（キロミクロン）を形成し，リンパ管から**鎖骨下静脈**へと入る．

リポたんぱく質リパーゼ（**LPL**）は，脂肪組織や筋肉の血管の内側に存在しており，カイロミクロン中のトリグリセリドを**グリセロール**と**脂肪酸**に分解する．分解された脂肪酸は，全身の脂肪組織や筋肉など各組織へ取り込まれる．筋肉に取り込まれた脂肪酸は，エネルギー源として使われる．また，脂肪組織に入るとトリグリセリド（中性脂肪）に再合成され，貯蔵される（図 6.6）．

カイロミクロンに含まれるトリグリセリドが少なくなると，カイロミクロンレムナント（残骸）となり，血中を移動して肝臓へ取り込まれる．このとき，カイロミクロンレムナントに含まれるトリグリセリドは，**肝性リパーゼ**の働きによってグリセロールと脂肪酸に分解され，カイロミクロンレムナントの取込みを助ける．肝性リパーゼは肝臓で合成される．

食後の肝臓では，食事由来の脂肪酸やグルコースからトリグリセリドが合成される．肝臓で合成されたトリグリセリドは，**超低比重リポたんぱく**

カイロミクロンレムナント
カイロミクロンに含まれるトリグリセリドが各組織に供給されて減少した中間代謝物．

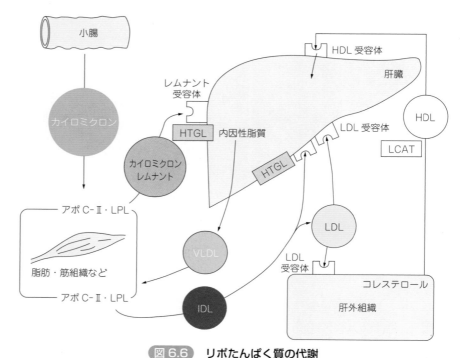

図 6.6　リポたんぱく質の代謝

HTGL：肝性リパーゼ，LCAT：レシチンコレステロールアシルトランスフェラーゼ.

質（very low density lipoprotein：**VLDL**）の構成成分として血液中に分泌される．VLDL はカイロミクロン（キロミクロン）と同様に，脂肪組織や筋肉など各組織へトリグリセリドを運ぶ．トリグリセリドを運んだVLDL は，**中間比重リポたんぱく質**（intermediate density lipoprotein：**IDL**）となり，肝臓に戻る．あるいは，**低比重リポたんぱく質**（low density lipoprotein：**LDL**）に変化する．LDL は，コレステロールを多く含むリポたんぱく質で，各組織へのコレステロールの供給を行う．

　食後の脂肪組織では，カイロミクロン（キロミクロン）や VLDL が運んできたトリグリセリドに由来する脂肪酸が大量に取り込まれ，貯蔵される．食後に分泌される**インスリン**は，リポたんぱく質リパーゼ（LPL）を活性化させ，脂肪組織への脂肪酸の取込みを促進し，脂肪蓄積が起こる．リポたんぱく質リパーゼ（LPL）は，カイロミクロン（キロミクロン）やVLDL の表面にあるアポ C-Ⅱというたんぱく質に接触すると活性化する．

　末梢組織のコレステロールは，未熟な高比重リポたんぱく質（high density lipoprotein：HDL）によって引き抜かれる．引き抜かれたコレステロールは，レシチンコレステロールアシルトランスフェラーゼ（LCAT）により，血中でコレステロールエステルとなる．このように生成した成熟型 HDL は，末梢組織のコレステロールを肝臓へ輸送する．また，HDL に含まれるコレステロールエステルは，コレステロール転送したたんぱく質

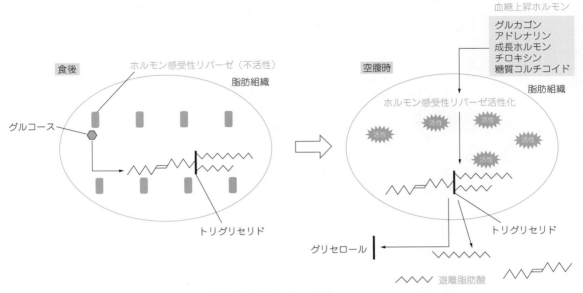

血糖上昇ホルモン

グルカゴン
アドレナリン
成長ホルモン
チロキシン
糖質コルチコイド

食後

ホルモン感受性リパーゼ（不活性）

脂肪組織

グルコース

トリグリセリド

空腹時

ホルモン感受性リパーゼ活性化

活性　活性　活性

活性

活性

脂肪組織

トリグリセリド

グリセロール

遊離脂肪酸

図 6.7　ホルモン感受性リパーゼ

（CETP）によって VLDL，IDL，LDL へ転送される．

(2) 食間期（空腹時）の脂質代謝

　食間期には血糖値の低下により，血糖値を上昇させるホルモンである**グ
ルカゴン，アドレナリン**の分泌が起こる．これらホルモンの分泌をうけ，
脂肪組織では**ホルモン感受性リパーゼ**が活性化する（**図 6.7**）．

　ホルモン感受性リパーゼは，体脂肪（トリグリセリド）をグリセロール
と脂肪酸へと分解する．脂肪酸は血中に放出され，**遊離脂肪酸**として，ア
ルブミンと結合した状態で肝臓へと運ばれる．

　肝臓へ運ばれた脂肪酸は，ミトコンドリアにおいて**β酸化**をうけエネル
ギーを産生する．一方，体脂肪の分解で生じたグリセロールは，**解糖系**に
入りエネルギーを産生する．あるいは肝臓へ運ばれ**糖新生**の材料となる．

2.2　脂質代謝の臓器差

　脂質代謝では肝臓の役割が大きい．肝臓は，脂質の消化にかかわる**胆汁
酸**や**コレステロール，トリグリセリド**の合成を行う．コレステロールやト
リグリセリドは，リポたんぱく質（VLDL，LDL）によって脂肪組織や筋
肉などへ運ばれる．また絶食時には，体脂肪の分解により生じた脂肪酸を
肝臓のミトコンドリアにおいて，β酸化によりエネルギー源として利用す
る．β酸化で生じたアセチル CoA から**ケトン体**が合成され，肝外組織（脳
や筋肉など）に運ばれエネルギー源として利用される．

　脂質のなかでもコレステロールはエネルギー源にはならないが，コレス
テロールから副腎皮質ではグルココルチコイド，精巣ではテストステロン，

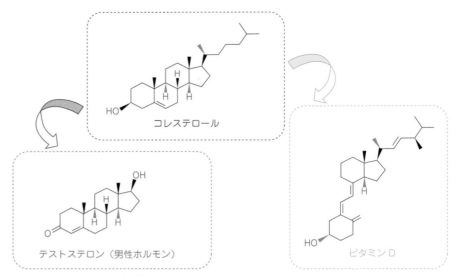

図6.8 **コレステロールから合成される物質**

卵巣ではエストラジオールなどの**ステロイドホルモン**が生成される（図6.8）.

皮膚ではコレステロールの前駆体である 7-デヒドロコレステロール（**プロビタミン D_3**）が紫外線照射をうけ，プレビタミン D_3 が産生される．さらに，体温による熱異性化反応により**ビタミン D_3（コレカルシフェロール）**へと変換される．そして，肝臓と腎臓でヒドロキシ化され**活性型ビタミン D** となる．

活性型ビタミン D

活性型ビタミン D は，核内受容体に結合し，カルシウム結合たんぱく質の発現や亢進にかかわる（第 7 章を参照）.

カルニチン

カルニチンは，リシンから体内で合成される.

2.3　β酸化

脂肪酸は肝臓などの細胞内に運ばれ，ミトコンドリア外膜に存在する酵素（アシル CoA 合成酵素）によって，**アシル CoA** となる．アシル CoA はそのままではミトコンドリア内膜を通過できないため，**カルニチン**と結合し，アシルカルニチンとなりミトコンドリア内膜を通過する．ミトコンドリアの**マトリックス**内で，内膜に存在するカルニチンアシル基転移酵素 II によって，アシル CoA となる．

その後，1 回の β 酸化により 2 個の炭素原子を切り離し，アセチル CoA を 1 mol 合成する．パルミチン酸（C：16）1 mol は 7 回の β 酸化をうけ，8 mol のアセチル CoA が合成される．同時に，7 mol の NADH + H^+，7 mol の $FADH_2$ も生成する．1 mol の NADH + H^+ は 3 mol の ATP，1 mol の $FADH_2$ は 2 mol の ATP を生成するため，β 酸化により合計 35 mol の ATP が産生される．合成されたアセチル CoA は，**クエン酸回路（TCA 回路）**で代謝される．1 mol のアセチル CoA から 12 mol の ATP が生成するため，パルミチン酸から生じたアセチル CoA からは 96 mol の

ATP（8 mol のアセチル CoA × 12 ATP）が生成する.

　総計すると 131 mol（35 mol ＋ 96 mol）の ATP が生成することになる. パルミチン酸からパルミトイル CoA の合成に 2 mol の ATP が利用されるため, その分を差し引くと, パルミチン酸 1 mol から正味 129 mol の ATP ができることになる.

3 脂質の臓器間輸送

3.1 リポたんぱく質

　脂質は水に溶けないため, 水となじむものと複合体を形成して, 輸送される. 脂質とたんぱく質の複合体を**リポたんぱく質**という. リポたんぱく質は, リン脂質, アポたんぱく質などから合成され, 疎水性のトリグリセリドやコレステロールエステルを輸送する（図 6.9）. リポたんぱく質のたんぱく質部分をアポたんぱく質という.

　リポたんぱく質は密度が高くなるにしたがって, その大きさは小さくなる. リポたんぱく質の外側は, 両親媒性の**リン脂質**などで覆われており, 内側は疎水性の脂質が入る.

　リポたんぱく質は, 密度や大きさにより次の 4 つに分類される（図 6.10）.

(1) カイロミクロン（キロミクロン）

　粒子が大きく, 密度が小さい. 食事由来のトリグリセリドを各組織へ輸送する. たんぱく質は, アポ B-48, アポ C-Ⅱ などである.

(2) 超低比重リポたんぱく質（VLDL）

　肝臓で合成されたトリグリセリドを各組織へ輸送する. たんぱく質は, アポ B-100, アポ C-Ⅱ などである.

(3) 低比重リポたんぱく質（LDL）

　コレステロールを全身へ輸送するリポたんぱく質である. そのため, コレステロールの割合が多い. VLDL が中間密度リポたんぱく質（IDL）と

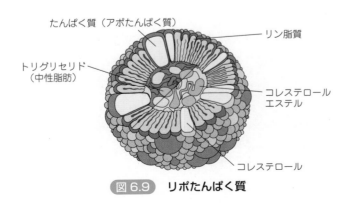

図 6.9　リポたんぱく質

たんぱく質（アポたんぱく質）
リン脂質
トリグリセリド（中性脂肪）
コレステロールエステル
コレステロール

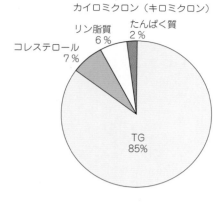

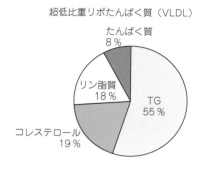

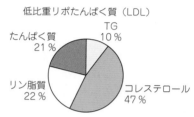

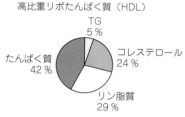

図6.10　リポたんぱく質

円グラフの大きさはそれぞれのリポたんぱく質の粒の大きさをイメージしている.

悪玉コレステロール

俗にいう悪玉コレステロールとは,血液中で過剰になったLDL（変性LDL）のことを指す.

善玉コレステロール

HDLコレステロールを指す.持久的な運動を行うことで増加する.

＊ 1 mol のアルブミンは,6 mol の脂肪酸と結合できる.

なった後に血中で生成する. 肝臓で合成されたコレステロールを各組織へ輸送する. 主要なたんぱく質は,アポ B-100 である. 過剰になると変性し,血管に沈着することで動脈硬化を引き起こす.

(4) 高比重リポたんぱく質（high density lipoprotein：HDL）

たんぱく質の占める割合が多く,密度が最も高いリポたんぱく質で,肝臓や小腸で合成される. 肝外組織から余分なコレステロールを集め,肝臓へと運ぶ. 主要なたんぱく質はアポ A-I と A-II である.

3.2　遊離脂肪酸

脂肪組織から産生された脂肪酸は,**アルブミン**と複合体を形成＊し,血中を移動する. 筋肉や肝臓などの組織に取り込まれ,エネルギー源として利用される. 絶食時や糖尿病では血中の遊離脂肪酸の濃度が高くなる. 食事由来の中鎖脂肪酸は肝臓の門脈に運ばれ,アルブミンと結合して血中を移動する.

3.3　ケトン体

エネルギー源となるグルコースが不足した際には,グルカゴン,アドレナリン,成長ホルモンなどが分泌されてグリコーゲンの分解が起こるとともに,糖新生が活発になる.

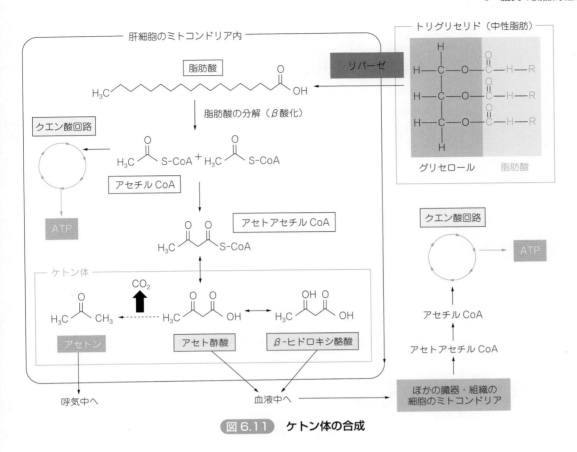

図6.11 ケトン体の合成

　脂肪組織で蓄えられていた脂肪が分解され，遊離脂肪酸が大量に肝臓に取り込まれる．脂肪酸から β 酸化により生成したアセチル CoA は，**クエン酸回路（TCA 回路）**に入り，エネルギー源となる．しかし，グルコース不足では，TCA 回路で処理できないため，アセチル CoA からケトン体である**アセト酢酸**，**β ヒドロキシ酪酸**，**アセトン**が生成する．肝臓から肝外組織へ輸送され，アセチル CoA に変換されたあとにクエン酸回路に入り，エネルギー源として利用される（図6.11）．肝臓にはケトン体をアセチル CoA に変換する酵素がないため，肝臓はケトン体をエネルギー源として利用できない．

　飢餓時や糖尿病（糖代謝異常）などの場合には，ケトン体の生成が増加するため，体液が酸性に傾き（通常は中性〜弱酸性），**ケトアシドーシス**（血中ケトン体濃度の上昇）や**ケトン尿症**（尿への多量のケトン体排泄）が見られる．

4 ┃ 貯蔵エネルギーとしての作用

4.1　トリグリセリドの合成

　肝臓や脂肪組織ではグリセロール-3-リン酸から，小腸では脂肪の消化過程から生じた2-モノアシルグリセロールに2段階の脂肪酸のエステル化が起こり，トリグリセリドが合成される．

　肝臓や脂肪組織の脂肪酸は，CoAとアシルCoA合成酵素によりアシルCoAとなったあと，アシルトランスフェラーゼの作用でグリセロール3リン酸へエステル化され，トリグリセリドが生成する．また，中間代謝物の1,2-ジアシルグリセロールは，トリグリセリドとリン脂質合成の分岐点である．

　グリセロール-3-リン酸はグルコースの代謝過程で生成するため，グルコースからトリグリセリドが合成され，蓄積されることになる．この経路は**インスリン**の作用により促進される．

4.2　脂肪酸の合成

　脂肪酸には，食事由来と体内で生合成されるものがある．おもに肝臓，腎臓，脂肪組織などの細胞質で合成される．ミトコンドリア内で生じたアセチルCoAは，オキサロ酢酸と反応して**クエン酸**となり，ミトコンドリア膜を通過して細胞質に運ばれる．クエン酸は**細胞質**でアセチルCoAとオキサロ酢酸となる．アセチルCoAは，**アセチルCoAカルボキシラーゼ**の作用により**マロニルCoA**となる．この反応では**ビオチン**が補酵素として働く．

　脂肪酸合成酵素複合体内のアシルキャリアーたんぱく質上で，アシル基の炭素が2個ずつ伸長される．この反応が繰り返されて，脂肪酸が合成される．たとえば，この反応が7回繰り返されると，炭素数16個のパルミチン酸が合成される．パルミチン酸は，脂肪酸延長酵素により**ステアリン酸**，不飽和酵素（二重結合をつくる酵素）により**オレイン酸**となる．

　脂肪酸合成の際には，ペントースリン酸回路で合成されたNADPH + H^+が水素供与体として働く．また，脂肪酸の合成の**律速酵素はアセチルCoAカルボキシラーゼ**である．アセチルCoAカルボキシラーゼは，インスリンにより活性化され，アドレナリンや脂肪酸により抑制される．

4.3　脂肪細胞の役割

　脂肪細胞は，白色脂肪細胞と褐色脂肪細胞に分類される．**白色脂肪細胞**はミトコンドリアが少なく，細胞の大部分が脂肪滴であるため白色で，体脂肪を貯蔵する．**アディポサイトカイン**の分泌も行う．

　アディポサイトカインとは，脂肪組織から分泌される生理活性物質のこ

水素供与体
酸化・還元反応において，ほかの物質に水素（H^+）を与え，自身は脱水素される物質．

とである．代表的なものに，抗動脈硬化作用をもつ**アディポネクチン**，摂食抑制作用をもつ**レプチン**などがある．レプチンの分泌量は脂肪組織の量に比例するが，体脂肪率の高すぎる肥満者では，レプチンの効きが悪くなる**レプチン抵抗性**が起こる．またアディポサイトカインの分泌は，内臓脂肪蓄積型肥満で低下し，肥満改善により増加する．

　褐色脂肪細胞はミトコンドリアを多く含み，エネルギー産生に寄与する．ミトコンドリア内に**脱共役たんぱく質**（uncoupling protein：**UCP**）を多く含み，エネルギーを熱に変換して体温保持にも役立つ．新生児では褐色脂肪細胞が多く存在し，体温保持に役立っている．成人になると，脂肪細胞のほとんどが白色脂肪細胞である．また，肥満の人では褐色脂肪細胞が少ない．

5 | コレステロール代謝の調節

　コレステロールには，食事由来と生合成されるものがある．なお，食事由来よりも体内で合成される量のほうが多い．

5.1　コレステロールの合成，輸送，蓄積

　コレステロールはアセチル CoA から合成される（図6.12）．

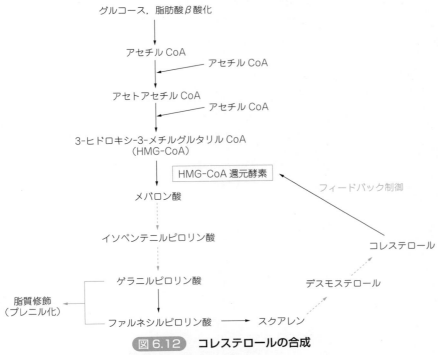

図 6.12　コレステロールの合成
赤色の破線の矢印は，複数の段階を含むことを示している．

アセチル CoA からメバロン酸を合成する際に**律速酵素**が働く．この律速酵素は HMG-CoA 還元酵素＊であり，体内のコレステロール量によってコレステロール合成が調節される．

コレステロールは**細胞膜**の構成成分として利用される．過剰のコレステロールには細胞毒があるため，脂肪酸と結合しコレステロールエステルとして蓄積される．末梢組織のコレステロールは HDL に取り込まれ，**肝臓**へと輸送される．成人のコレステロール合成量は 12 〜 13 mg/kg 体重/日（体重 50 kg の人で 600 〜 650 mg）である．1 日あたりのコレステロール摂取量は 200 〜 500 mg であり，体内での合成量のほうが多い．体内でのおもな合成場所は**肝臓**と**小腸**である．

5.2　フィードバック調節

体内のコレステロール量により，コレステロールの合成が調節されている．このしくみを**フィードバック制御**という．コレステロールを食事から多く摂取すると，アセチル CoA からメバロン酸を合成する際に，律速酵素が働く．この律速酵素は，**HMG-CoA 還元酵素**であり，**インスリン**により活性型に，**グルカゴン**によって不活性型となる．

5.3　胆汁酸の腸肝循環

胆汁酸には，**一次胆汁酸（コール酸，ケノデオキシコール酸）**と**二次胆汁酸（デオキシコール酸，リソコール酸）**がある．

胆汁酸（一次胆汁酸）は，十二指腸から分泌されたあと，**回腸**末端に存在するトランスポーターから吸収されて**肝臓**へと運ばれ，再利用される．

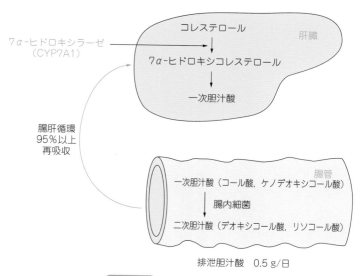

図6.13　**胆汁酸の腸肝循環**

これを**腸肝循環**という（図6.13）．また，回腸からの吸収を免れた胆汁は，腸内細菌の働きにより脱ヒドロキシ化され二次胆汁酸となり，糞便中へ排泄される．

　抗生物質を服用している場合には，腸内細菌の作用をうけにくいため，一次胆汁酸の排泄が増加する．なおコレステロールの体外排泄は，胆汁が腸管からの吸収を免れ，糞便中に排泄されるときのみである．

6 摂取する脂質の量と質の評価

6.1　脂肪エネルギー比率

　日本人の食事摂取基準（2020年版）では，脂肪エネルギー比率の目標量として，1歳以上について 20 〜 30%エネルギーと設定されている．目標量の下限値は必須脂肪酸の目安量を下回らないように策定され，上限値は飽和脂肪酸の目標量の上限を考慮して策定されている．また，飽和脂肪酸の摂取量の増加により，**動脈硬化**の危険性が高くなることが報告されている．

6.2　必須脂肪酸

　ヒトは，多価不飽和脂肪酸である**リノール酸**，**α-リノレン酸**を体内で合成できないため，食事から摂取しなければならない．このように体内で合成できない脂肪酸を**必須脂肪酸**という．また，広義の必須脂肪酸には，γ-リノレン酸，アラキドン酸，エイコサペンタエン酸（EPA），ドコサヘキサエン酸（DHA）が含まれる．

6.3　n-6系，n-3系脂肪酸

　多価不飽和脂肪酸は，脂肪酸のメチル基末端からの最初の二重結合の位置により，**n-6系**（メチル基末端から6番目），**n-3系脂肪酸**（メチル基末端から3番目）に分類される（図6.14）．日本人の食事摂取基準（2020年版）では，n-6系脂肪酸，n-3系脂肪酸ともに目標量の設定が難しいため，目安量が全年齢において算定されている．

（1）n-6系脂肪酸

　食事から摂取する n-6系脂肪酸の98%は**リノール酸**である．γ-リノレン酸やアラキドン酸はリノール酸から合成される．n-6系脂肪酸は，冠動脈性疾患の予防に役立つ可能性が示唆されている．

（2）n-3系脂肪酸

　n-3系脂肪酸には，**α-リノレン酸**，**エイコサペンタエン酸（EPA）**，**ドコサヘキサエン酸（DHA）**がある．欠乏すれば皮膚炎などを発症することが報告されている．また，生活習慣病との関連では，n-3系脂肪酸のな

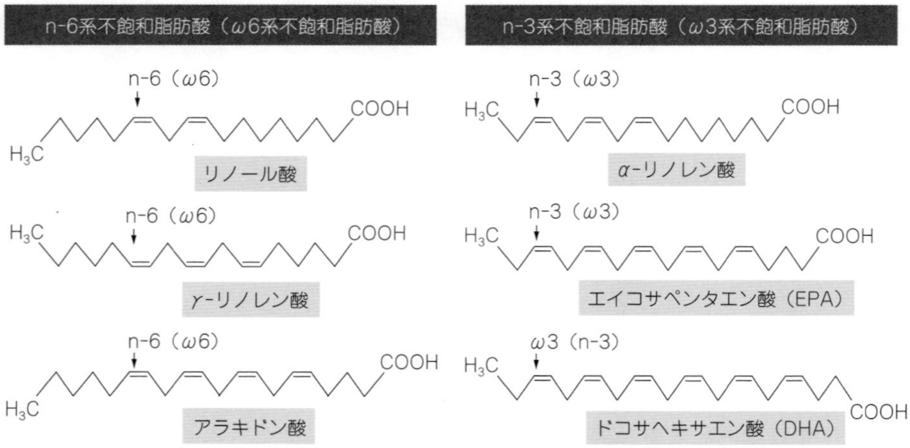

n-6系不飽和脂肪酸（ω6系不飽和脂肪酸）	n-3系不飽和脂肪酸（ω3系不飽和脂肪酸）

リノール酸　　γ-リノレン酸　　アラキドン酸

α-リノレン酸　　エイコサペンタエン酸（EPA）　　ドコサヘキサエン酸（DHA）

図6.14 n-6系，n-3系脂肪酸

かでもとくに EPA，DHA の摂取が循環器疾患の予防に効果があると報告されている．また，神経系の発達や認知機能の維持，認知症の予防にも関与しているとの報告もある．

6.4　飽和脂肪酸，一価不飽和脂肪酸，多価不飽和脂肪酸

　脂肪酸は二重結合の有無により，飽和脂肪酸，不飽和脂肪酸に分類される．二重結合をもたない脂肪酸を**飽和脂肪酸**，二重結合をひとつもつ脂肪酸を**一価不飽和脂肪酸**，二重結合を2つ以上もつ脂肪酸を**多価不飽和脂肪酸**という．

　飽和脂肪酸は，おもに**動物性油脂**に含まれる．摂取量の増加は，高 LDL コレステロール血症のおもなリスク要因のひとつとなるため，3歳以上から目標量が算定されている．一価不飽和脂肪酸の代表例は，**植物性油脂**に多く含まれる**オレイン酸**である．循環器疾患の予防効果が期待されるが，摂取量による影響が明らかではないため，日本人の食事摂取基準（2020年版）において目標量は設定されていない．多価不飽和脂肪酸*は，植物性油脂や**魚油**に多く含まれる．

*詳しくは，「6.3　n-6系，n-3系脂肪酸」の項目を参照．

6.5　脂肪酸由来の生理活性物質

　炭素数20の多価不飽和脂肪酸から生成される生理活性物質を**エイコサノイド**という．n-3系のエイコサペンタエン酸，n-6系のアラキドン酸からエイコサノイドが生成される．エイコサノイドには，**プロスタグランジン**，トロンボキサン，ロイコトリエンなどがある．エイコサノイドの作用の強さは，脂肪酸の種類により異なる（図6.15）．

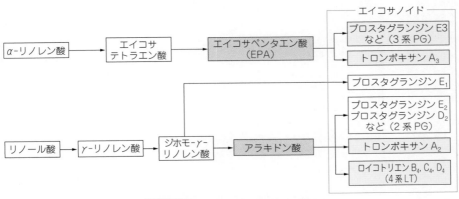

図6.15　エイコサノイドの生成

7 | ほかの栄養素との関係

7.1　ビタミン B₁ 節約作用

　エネルギー産生にかかわる栄養素には，糖質のほか，たんぱく質，脂質がある．脂質は 1 g あたり 9 kcal と効率の良いエネルギー源となる．脂質をエネルギー源とする場合には，**ビタミン B₁（チアミン）**は利用しないため，糖質を中心とした際と比較して，ビタミン B₁ の必要量が少なくて済む．これを**ビタミン B₁ 節約作用**という．

7.2　エネルギー源としての糖質の節約作用

　脂質は，糖質より多くのエネルギーが得られる（1 g あたり 9 kcal）．つまり，食事由来の脂質や体内に貯蔵している脂質がエネルギー源として利用される場合には，糖質の利用が節約できる．

復習問題を解いてみよう
https://www.kagakudojin.co.jp

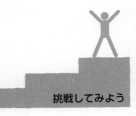

挑戦してみよう

第7章

ビタミンの栄養

この章で学ぶポイント

★脂溶性ビタミンと水溶性ビタミンの特徴について理解しよう.
★ビタミンの欠乏症と過剰症について理解しよう.
★生体内におけるビタミンの働きについて理解しよう.
★ビタミンとほかの栄養素との関係について理解しよう.

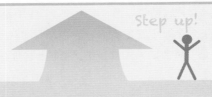

Step up!

◆学ぶ前に復習しておこう◆

ちょっと

骨粗鬆症

骨量の減少から転倒などで骨折しやすくなる疾患. 脊椎の圧迫骨折, 橈骨遠位端骨折, 大腿骨頚部骨折がよく見られる.

巨赤芽球性貧血

ビタミン B_{12} もしくは葉酸が不足することで生じ, 正常な赤血球がつくれないことで貧血となる. 骨髄に巨大な赤芽球が産生される.

神経管閉鎖障害

受精後, 約28日で神経管が閉鎖するが, この過程が障害されることにより発生する. 妊娠前後に葉酸を十分に摂取することでリスクが低下する.

核 酸

DNA と RNA の総称をいう. 核酸の基本骨格であるヌクレオチドは塩基, 五炭糖, リン酸からなる.

1 ビタミンの構造と機能

　ビタミンとは, 生体内の機能を正常に進行させるために必要な微量栄養素であり, さまざまな代謝反応に**補酵素**や調節因子として生理活性を示す有機化合物を指す (図 7.1). ビタミンは, 生体内で合成することができない, または, 合成量が十分でないために食物から摂取する必要がある. ヒトの必要量は微量ではあるが, 摂取量の過不足により過剰症や欠乏症のリスクが高まる. また, 有機溶媒と水のどちらに溶けやすいかで, **脂溶性ビタミン**と**水溶性ビタミン**に分類される.

脂溶性ビタミン		水溶性ビタミン	
ビタミン A	→ 視覚機能 遺伝子発現調節	B 群ビタミン	→ 補酵素作用
ビタミン D	→ カルシウム代謝調節 遺伝子発現調節	ビタミン C	→ 抗酸化作用 コラーゲン合成
ビタミン E	→ 抗酸化作用		
ビタミン K	→ 血液凝固		

図 7.1 ビタミンのおもな生理作用

レチノイド
日本人の食事摂取基準 (2020 年版) では, ビタミン A はレチノール活性当量 (RAE) という単位が用いられている. $1\,\mu gRAE = 1\,\mu g$ レチノール $= 12\,\mu g\ \beta$-カロテン $= 24\,\mu g\ \alpha$-カロテン $= 24\,\mu g\ \beta$-クリプトキサンチンである.

1.1 脂溶性ビタミン

　脂溶性ビタミンには, **ビタミン A, ビタミン D, ビタミン E, ビタミン K** がある (表 7.1). 脂溶性ビタミンは, 水に溶けにくく脂質に溶けやすい性質をもっている. したがって, 脂溶性ビタミンを過剰に摂取すると, 体内に蓄積し過剰症が起こりやすい.

(1) ビタミン A

　ビタミン A は**レチノイド**と総称され, 末端構造の違いにより, アルコー

表 7.1 脂溶性ビタミン

ビタミンの種類	おもな化合物名	おもな生理作用	欠乏症	過剰症
ビタミン A	レチノール レチナール レチノイン酸	ロドプシンの成分 細胞分化の調節	夜盲症, 角膜乾燥症	頭蓋内圧亢進, 肝障害
ビタミン D	エルゴカルシフェロール コレカルシフェロール	カルシウム吸収の促進 骨代謝調節	くる病 (小児), 骨軟化症 (成人)	高カルシウム血症, 腎障害, 軟組織の石灰化
ビタミン E	トコフェロール トコトリエノール	細胞膜の抗酸化作用	溶血	
ビタミン K	フィロキノン メナキノン	血液凝固因子の生成	血液凝固の遅延, 新生児メレナ (消化管出血), 特発性乳児ビタミン K 欠乏症 (頭蓋内出血)	

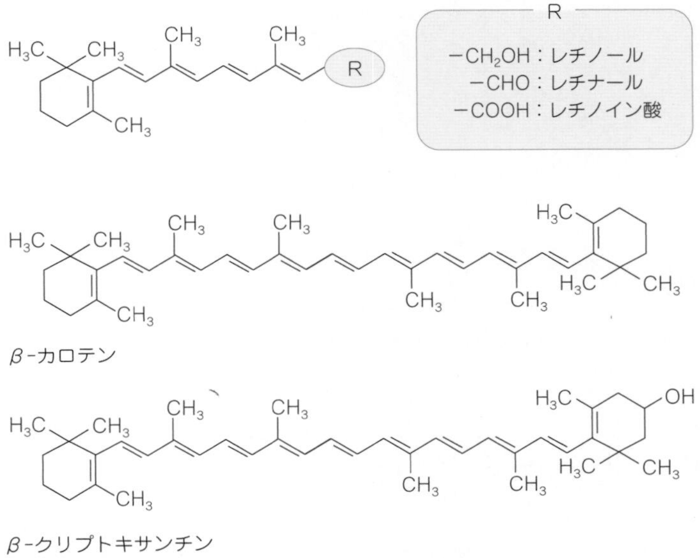

R
−CH₂OH：レチノール
−CHO：レチナール
−COOH：レチノイン酸

β-カロテン

β-クリプトキサンチン

図7.2 ビタミンAとカロテノイド

ル型の**レチノール**，アルデヒド型の**レチナール**，カルボン酸型の**レチノイ
ン酸**に分類される（図7.2）.

　体内で一番多く存在するのはレチノールであり，一般的にレチノールを
ビタミンAと呼ぶ．ビタミンAは動物性食品に含まれるが，緑黄色野菜
などの植物性食品に含まれる色素成分である**カロテノイド**は，体内でビタ
ミンAに変換されることから**プロビタミンA**（ビタミンA前駆体）と呼
ばれる．カロテノイドには，**β-カロテン**，α-カロテン，β-クリプトキサ
ンチンなどが知られている．カロテノイドからのビタミンAへの変換は
厳密に調節されているので，カロテノイドの多量摂取によるビタミンA
過剰症は起こらない.

　ビタミンAの生理作用は，視覚機能，生殖機能の維持，成長，上皮細
胞の分化など多岐にわたる．11-シス-レチナールは，オプシンというたん
ぱく質と結合して，網膜の桿体細胞に存在する視物質である**ロドプシン**を
構成している（図7.3）.

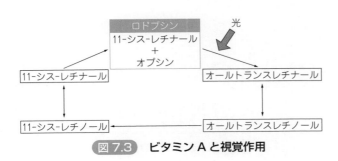

図7.3 ビタミンAと視覚作用

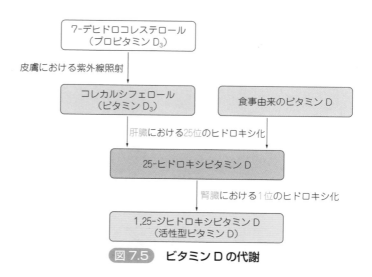

ビタミン D₂　　　　　　　ビタミン D₃

図7.4　**ビタミン D₂ とビタミン D₃**

Point!

夜盲症

ビタミン A の欠乏により桿体細胞の機能が低下し，暗順応に障害をきたし，暗いところでものが見えにくくなる症状を示す．

光をうけると，11-シス-レチナールがオールトランスレチナールへと変換され，オプシンの立体構造が変化する．オールトランスレチナールはオプシンから離れるため，ロドプシンは分解されて減少する．そのため，ビタミン A の欠乏により**夜盲症**になる．また，レチノイン酸は細胞の核内受容体に結合して，細胞の分化・増殖にかかわる遺伝子発現を調節する．

(2) ビタミン D

ビタミン D には，**植物性食品**に含まれる**ビタミン D₂**（**エルゴカルシフェロール**）と**動物性食品**に含まれる**ビタミン D₃**（**コレカルシフェロール**）がある（図7.4）．

エルゴカルシフェロールはエルゴステロールから，コレカルシフェロールは 7-デヒドロコレステロールから**紫外線照射**によって生成される．また，エルゴステロールと 7-デヒドロコレステロールを**プロビタミン D**（ビタミン D 前駆体）と呼ぶ．ヒトの皮膚で合成されたビタミン D₃ と食事由来のビタミン D は，**肝臓**において 25 位がヒドロキシ化されて，25-ヒドロキシビタミン D となる．続いて，**腎臓**において 1 位がヒドロキシ化さ

国家試験ワンポイントアドバイス

ビタミン D はカルシウム代謝と密接な関係がある．カルシウム代謝にかかわるホルモンと一緒に生体内での生理作用を覚えよう．

```
┌─────────────────────┐
│ 7-デヒドロコレステロール   │
│ （プロビタミン D₃）      │
└─────────────────────┘
         │  皮膚における紫外線照射
         ▼
┌─────────────────────┐      ┌─────────────────────┐
│ コレカルシフェロール       │      │ 食事由来のビタミン D      │
│ （ビタミン D₃）          │      └─────────────────────┘
└─────────────────────┘
         │  肝臓における25位のヒドロキシ化
         ▼
┌─────────────────────┐
│ 25-ヒドロキシビタミン D    │
└─────────────────────┘
         │  腎臓における1位のヒドロキシ化
         ▼
┌─────────────────────┐
│ 1,25-ジヒドロキシビタミン D │
│ （活性型ビタミン D）      │
└─────────────────────┘
```

図7.5　**ビタミン D の代謝**

れて，**1,25-ジヒドロキシビタミンD** となる（図7.5）.

　この 1,25-ジヒドロキシビタミン D を**活性型ビタミン D** といい，活性型ビタミン D が生体内で生理作用を発揮する.

　活性型ビタミン D のおもな生理作用は，血中カルシウム濃度の維持である．そのために，小腸におけるカルシウムの吸収を促進し，腎尿細管におけるカルシウムの再吸収を促進する．したがって，ビタミン D が欠乏すると骨の石灰化障害が引き起こされ，**くる病**（小児）や**骨軟化症**（成人）になる．軽度の不足であっても，カルシウム吸収の低下などにより，**骨粗鬆症**や骨折のリスクとなる.

ほかでも学ぶ　覚えておこう キーワード

くる病，骨軟化症，骨粗鬆症
➡ 臨床栄養学

(3) ビタミン E

　ビタミン E には 4 種類の**トコフェロール**と 4 種類の**トコトリエノール**がある（図7.6）.

　生体内に存在する多くは**α-トコフェロール**であり，8 種類の同族体のなかで最も強い生理活性をもつ．ビタミン E は細胞膜に存在し，その強い**抗酸化作用**によって，細胞膜に存在する**多価不飽和脂肪酸**の酸化を防ぎ，細胞膜の安定性を維持している.

　ビタミン E が欠乏すると赤血球の溶血が起こりやすくなる.

(4) ビタミン K

　ビタミン K には，植物性食品に多く含まれる**フィロキノン**（ビタミンK$_1$）と微生物によって合成される**メナキノン**（ビタミンK$_2$）がある（図7.7）.

　メナキノンの同族体のうち，栄養上，とくに重要なものは，動物性食品に多く含まれるメナキノン-4 と納豆菌が産生するメナキノン-7 である．ビタミン K は**腸内細菌叢**によっても産生されるが十分量ではないため，食事から摂取する必要がある.

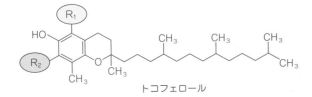

	R$_1$	R$_2$
α	-CH$_3$	-CH$_3$
β	-CH$_3$	-H
γ	-H	-CH$_3$
δ	-H	-H

図 7.6　ビタミン E

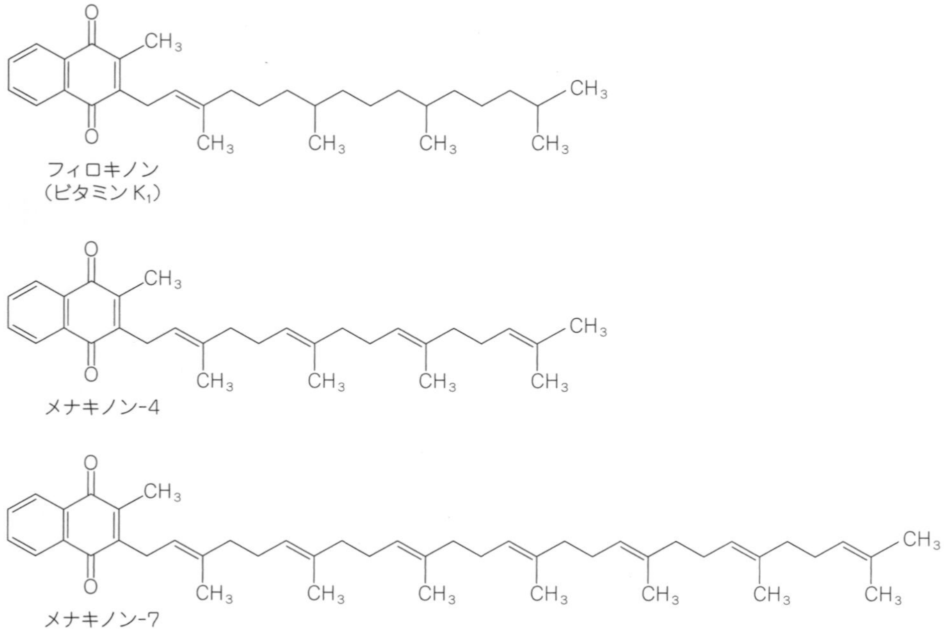

フィロキノン
（ビタミンK_1）

メナキノン-4

メナキノン-7

図 7.7　ビタミンK

　ビタミンKは，肝臓でつくられる血液凝固因子の1つである**プロトロンビン**や，骨の石灰化に必要な**オステオカルシン**の合成に関与している．プロトロンビンやオステオカルシンの前駆体に存在するグルタミン酸残基（Glu）は，ビタミンK依存性カルボキシラーゼの作用により，γ-カルボキシグルタミン酸（Gla）に転換されると，カルシウムと結合することが可能になる．ビタミンKはこの酵素の**補酵素**として働く．

　この反応で補酵素型のビタミンKは，ビタミンKエポキシドとなるが，ビタミンKエポキシドは還元されてビタミンKに戻る．補酵素型の還元型ビタミンKになるためには，さらに還元される必要がある．この一連のサイクルを**ビタミンKサイクル**と呼ぶ（図7.8）．したがって，ビタミンKが不足すると，血液凝固の遅延や骨形成の障害が引き起こされる．

1.2　水溶性ビタミン

　水溶性ビタミンには，**ビタミンB群**と呼ばれる8種類のビタミン（**B_1，B_2，ナイアシン，B_6，B_{12}，葉酸，パントテン酸，ビオチン**）と**ビタミンC**がある（表7.2）．

　ビタミンB群は，おもに**補酵素**として生体内の代謝反応に関与している．水溶性ビタミンは，水に溶けやすい性質をもつことから，体内に蓄積せず排泄されやすいため，過剰症は起こりにくい．

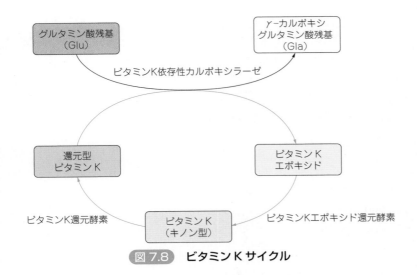

図7.8　ビタミンKサイクル

表7.2　水溶性ビタミン

ビタミンの種類	化合物名	補酵素型	おもな生理作用	欠乏症	過剰症
ビタミン B₁	チアミン	チアミンニリン酸(ThDP)	糖質代謝の補酵素 分枝アミノ酸代謝の補酵素	脚気 ウェルニッケ・コルサコフ症候群	
ビタミン B₂	リボフラビン	フラビンモノヌクレオチド（FMN） フラビンアデニンジヌクレオチド（FAD）	エネルギー代謝の補酵素	成長抑制，口内炎，口角炎 舌炎，皮膚炎	
ナイアシン	ニコチン酸 ニコチンアミド	ニコチンアミドアデニンジヌクレオチド（NAD） ニコチンアミドアデニンジヌクレオチドリン酸（NADP）	糖質代謝の補酵素 脂肪酸やコレステロール合成経路の補酵素	ペラグラ	消化器系や肝臓の障害
ビタミン B₆	ピリドキシン ピリドキサール ピリドキサミン	ピリドキサールリン酸（PLP）	アミノ酸代謝の補酵素	舌炎，口角炎，皮膚炎	感覚性ニューロパシー
ビタミン B₁₂	シアノコバラミン	アデノシルコバラミン メチルコバラミン	メチル基転移反応の補酵素	巨赤芽球性貧血 末梢神経障害	
葉酸	プテロイルモノグルタミン酸	テトラヒドロ葉酸（THF）	核酸合成の補酵素 一炭素基転移反応の補酵素	巨赤芽球性貧血	神経症状
パントテン酸	パントテン酸	補酵素A(コエンザイムA，CoA)	糖質代謝の補酵素 脂質代謝の補酵素	成長抑制，手足のしびれ	
ビオチン	ビオチン	ビオチン	糖新生の補酵素 脂肪酸生合成の補酵素	皮膚炎，舌炎	
ビタミン C	アスコルビン酸		抗酸化作用 コラーゲン合成	壊血病	

(1) ビタミン B₁

　ビタミン B₁ の化合物名は**チアミン**である．生体内では，大部分が補酵素型である**チアミンニリン酸（ThDP）**として存在している（図7.9）．

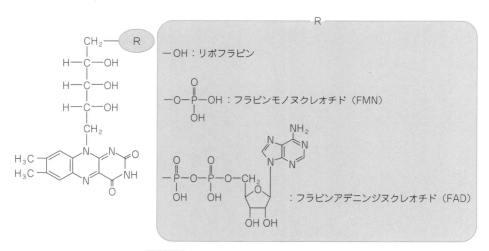

チアミン　　　　　　　　　　　　　　　　　　チアミン二リン酸（ThDP）

図 7.9　ビタミン B_1 とその補酵素型

脚気

ビタミン B_1 欠乏によって起こり，末梢神経の障害が見られる．食欲不振，疲労感とともに腱反射の減退や心臓肥大などの症状が見られる．

　ThDP は糖質代謝に関与しており，ピルビン酸からアセチル CoA への変換反応を触媒する酵素であるピルビン酸デヒドロゲナーゼ複合体，クエン酸回路（TCA 回路）の 2-オキソグルタル酸デヒドロゲナーゼ，**ペントースリン酸回路**のトランスケトラーゼの補酵素として働いている．また，分枝アミノ酸代謝の補酵素でもある．

　ビタミン B_1 が欠乏すると，**脚気やウェルニッケ・コルサコフ症候群**などの神経障害が起こる．

(2) ビタミン B_2

　ビタミン B_2 の化合物名は**リボフラビン**である．リボフラビンにリン酸が結合した**フラビンモノヌクレオチド**（FMN）とアデノシン二リン酸が結合した**フラビンアデニンジヌクレオチド**（FAD）が補酵素型である（図7.10）．

　FMN と FAD はフラビン酵素の補酵素として，生体内で酸化還元反応に関与している．フラビン酵素には，クエン酸回路のコハク酸デヒドロゲナーゼや，脂肪酸 β 酸化のアシル CoA デヒドロゲナーゼなどがあり，ビタミン B_2 はエネルギー代謝において重要な働きをしている．

　ビタミン B_2 が欠乏すると，成長抑制，口内炎，皮膚炎などが起こる．

R

−OH：リボフラビン

−O−P−OH：フラビンモノヌクレオチド（FMN）

：フラビンアデニンジヌクレオチド（FAD）

図 7.10　ビタミン B_2 とその補酵素型

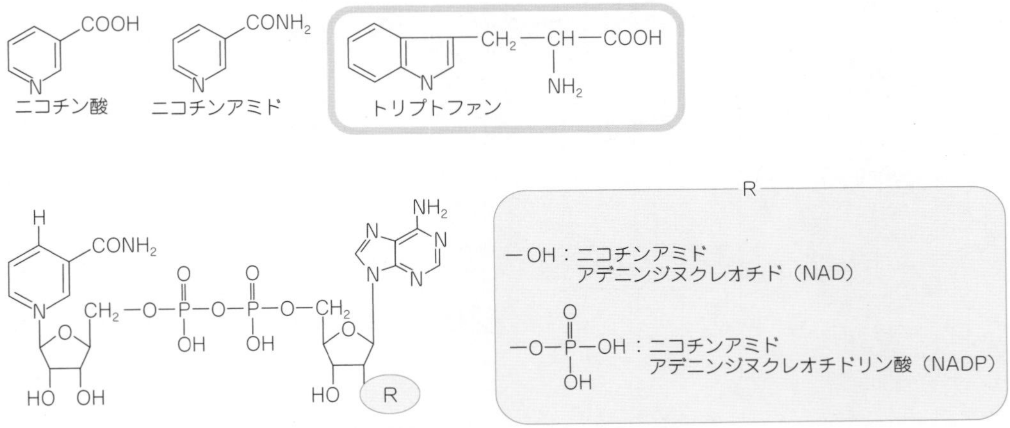

ニコチン酸 　ニコチンアミド 　トリプトファン

$R-$

$-OH$：ニコチンアミド
アデニンジヌクレオチド（NAD）

$-O-P-OH$：ニコチンアミド
$\quad\quad OH \quad$ アデニンジヌクレオチドリン酸（NADP）

図 7.11 　ナイアシンとその補酵素型

(3) ナイアシン

ナイアシンは**ニコチン酸**と**ニコチンアミド**の総称である．体内では，補酵素型の**ニコチンアミドアデニンジヌクレオチド（NAD）** と**ニコチンアミドアデニンジヌクレオチドリン酸（NADP）** として存在し，酸化還元反応に関与している（図 7.11）．

ナイアシンは肝臓で不可欠アミノ酸（必須アミノ酸）の一種である**トリプトファン**から合成される．トリプトファンのナイアシンとしての活性は重量比で **1/60** である．NAD は，乳酸デヒドロゲナーゼやリンゴ酸デヒドロゲナーゼなど，解糖系やクエン酸回路の反応に関与している．また，NADP はペントースリン酸回路のグルコース-6-リン酸デヒドロゲナーゼのほかに，脂肪酸合成やコレステロール合成における酵素の補酵素として働く．

ナイアシンが欠乏すると**ペラグラ**を発症する．一方で，長期間の大量摂取では，消化器系や肝臓の障害が見られる．

(4) ビタミン B₆

ビタミン B_6 には**ピリドキシン**，**ピリドキサール**，**ピリドキサミン**があり，生体内ではそれらのリン酸化型として酵素たんぱく質と結合して存在している．**ピリドキサール-5′-リン酸**（PLP）はアスパラギン酸アミノトランスフェラーゼ（AST）やアラニンアミノトランスフェラーゼ（ALT）といったアミノ基転移反応の補酵素であり，アミノ酸代謝に関与している（図 7.12）．

ビタミン B_6 が欠乏すると口角炎や皮膚炎が起こる．一方で，長期間の大量摂取により感覚性ニューロパシーが見られる．

(5) ビタミン B₁₂

ビタミン B_{12} は分子内に**コバルト**を含有する化合物であり，**アデノシル**

ペラグラ

皮膚症状（発疹など），消化器症状，精神・神経症状を主徴とする代謝内分泌疾患．トウモロコシに含まれるナイアシン量は少ないため，トウモロコシを主食とする地域で発症しやすい．ナイアシンはトリプトファンから体内で合成されるため，トリプトファン欠乏によっても発症する．

アミノ基転移反応の補酵素

アミノ基転移反応の酵素である AST や ALT は肝細胞中に多く存在している．肝臓が障害されると，血液中に逸脱しこれらの血中酵素活性が上昇する．

R	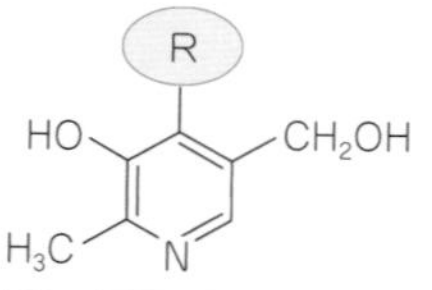	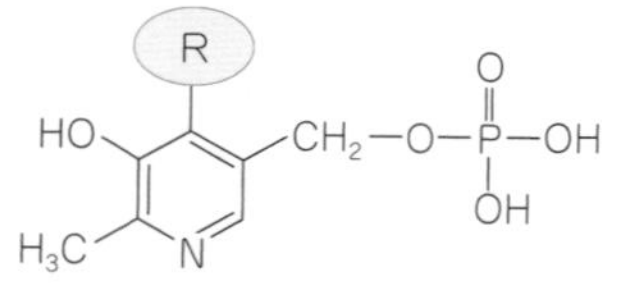
-CH₂OH	ピリドキシン	ピリドキシン 5′-リン酸
-CHO	ピリドキサール	ピリドキサール 5′-リン酸（PLP）
-CH₂NH₂	ピリドキサミン	ピリドキサミン 5′-リン酸

図7.12　ビタミン B₆

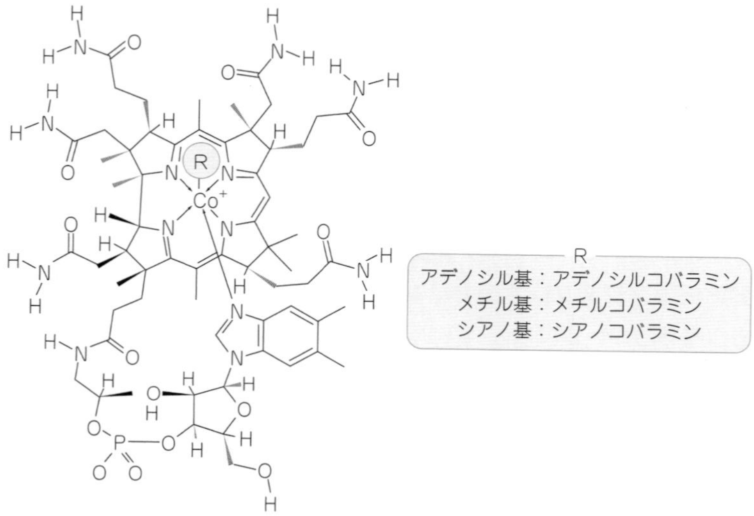

図7.13　ビタミン B₁₂

R
アデノシル基：アデノシルコバラミン
メチル基：メチルコバラミン
シアノ基：シアノコバラミン

コバラミン，**メチルコバラミン**，スルフィトコバラミン，ヒドロキソコバラミン，**シアノコバラミン**がある（図7.13）.

　アデノシルコバラミンは，奇数鎖脂肪酸やバリン，イソロイシン，トレオニンの代謝に関与する．アデノシルコバラミン依存性メチルマロニルCoA ムターゼの補酵素である．メチルコバラミンは，5-メチルテトラヒドロ葉酸とホモシステインからメチオニンを合成するメチルコバラミン依存性メチオニンシンターゼの補酵素として働く.

　ビタミン B₁₂ の欠乏により，**巨赤芽球性貧血**や末梢神経障害が起こる.

（6）葉　酸

　葉酸は，パラアミノ安息香酸とプテリジンが結合したプテロイン酸に，**グルタミン酸**が結合した構造をしている．1個のグルタミン酸が結合したものを**プテロイルモノグルタミン酸**，数個のグルタミン酸が結合したものをプテロイルポリグルタミン酸という．（図7.14）.

　体内の葉酸は，還元されて**テトラヒドロ葉酸**となり，**一炭素単位代謝**（2.6

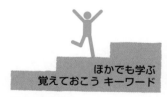

ほかでも学ぶ
覚えておこう キーワード

巨赤芽球性貧血
➡臨床栄養学

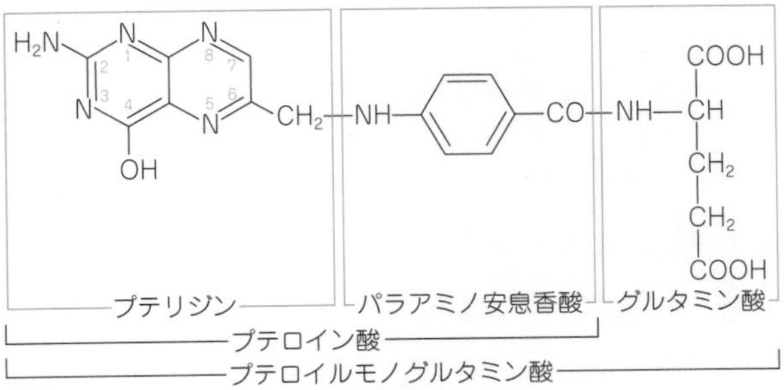

図7.14　葉　酸

節参照）や核酸合成，**ホモシステイン**からの**メチオニン**合成に関与している．

　葉酸が欠乏すると，**巨赤芽球性貧血**になる．また，葉酸の摂取不足は胎児の**神経管閉鎖障害**のリスクを高める．したがって，妊娠を計画している女性，妊娠の可能性がある女性および妊娠初期の妊婦は，胎児の神経管閉鎖障害のリスク低減のために，400 µg/日のプテロイルモノグルタミン酸の摂取が推奨されている．通常の食事では，過剰摂取による健康障害は発現しないが，プテロイルモノグルタミン酸の大量摂取により神経症状が発現する．

(7) パントテン酸

　パントテン酸は**補酵素 A**（コエンザイム A，**CoA**）の構成成分である（図7.15）．生体内で，CoA はアセチル基と結合したアセチル CoA やアシル基と結合したアシル CoA として存在し，糖質代謝や脂質代謝に関与している．

　ヒトでの欠乏はまれであるが，パントテン酸が欠乏すると，成長抑制や手足のしびれなどが起こる．

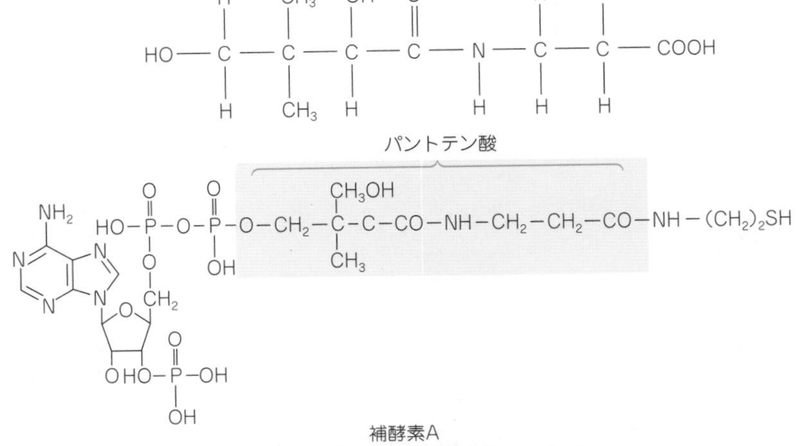

図7.15　パントテン酸と補酵素 A

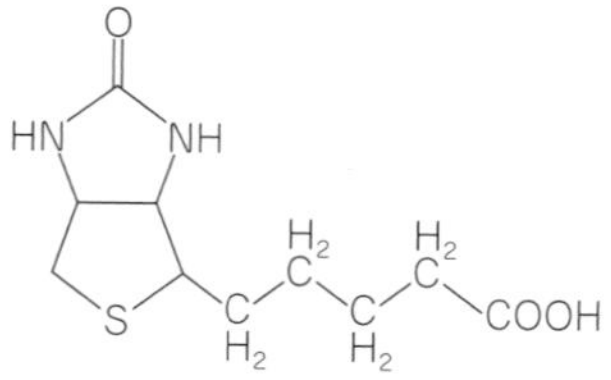

（図7.16）　ビオチン

（8）ビオチン

　ビオチンは**硫黄**を含み，酵素たんぱく質と結合して存在している（図7.16）．糖新生のピルビン酸カルボキシラーゼや脂肪酸生合成のアセチルCoAカルボキシラーゼの補酵素として，炭酸固定反応に関与している．

　通常の食事ではビオチンの欠乏は起こりにくいが，生の卵白を大量に摂取するとビオチン欠乏を起こすことがある．これは，卵白中に含まれる**アビジン**がビオチンと結合して，ビオチンの吸収を阻害するためである．ビオチンが欠乏すると，皮膚炎や舌炎が起こる．

（9）ビタミンC

　ビタミンCには，還元型の**アスコルビン酸**と酸化型の**デヒドロアスコルビン酸**がある（図7.17）．アスコルビン酸には強い還元性があり，自身が酸化されることにより**抗酸化物質**として働く．デヒドロアスコルビン酸は還元されるとアスコルビン酸に戻る．

　ビタミンCは，その抗酸化作用により**過酸化脂質**の生成を抑制する．また，コラーゲン合成におけるプロリンやリシンのヒドロキシ化，肝臓の薬物代謝酵素の活性化，鉄の吸収促進，副腎皮質ホルモンの合成，カルニチンの生成などにも関与している．多くの動物では，アスコルビン酸はグルコースから合成することができるが，ヒトやサル，モルモットでは合成することはできない．ビタミンCが欠乏すると，**壊血病**を発症する．

壊血病

ビタミンCの欠乏によって起こる病気で，コラーゲン生成が低下して血管組織が弱くなり，出血症状が現れる．

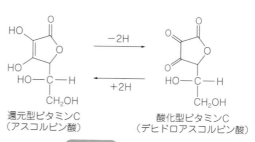

図7.17　ビタミンC

還元型ビタミンC
（アスコルビン酸）

酸化型ビタミンC
（デヒドロアスコルビン酸）

2 ビタミンの栄養学的機能

2.1 ビタミンAとビタミンDのホルモン様作用

　ホルモンは内分泌腺でつくられ，標的器官にある受容体に結合し，その

水溶性ビタミンと過剰症

水溶性ビタミンは，ヒトの体内に蓄積しにくく排泄されやすいため，過剰症はふつう起こりにくいが，絶対に過剰症が起こらないわけではない．

たとえば，ビタミンCの推奨量は100 mg/日（成人）であるが，大量摂取で吐き気や下痢などが起こる．また，腎機能が低下した人では，ビタミンCの大量摂取により腎臓のシュウ酸結石のリスクが高まる．食品を通常どおり摂取している場合には，過剰症を心配する必要はない．しかし，サプリメントなどから，微量栄養素であるビタミンを大量に摂取することが可能である．したがって，サプリメントの摂取には注意が必要である．ビタミンC以外にも，ナイアシン，ビタミンB$_6$，葉酸のサプリメント等による大量摂取には気をつけたい．

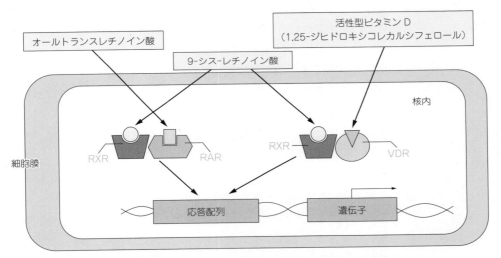

図7.18 ビタミンAとビタミンDのホルモン様作用
RAR：レチノイン酸受容体，RXR：レチノイドX受容体，VDR：ビタミンD受容体．

生理作用を発揮する．レチノイン酸や活性型ビタミンDは，ステロイドホルモンと同様に細胞膜を通過して**核内受容体**に結合し，遺伝子発現を調節する（図7.18）．

肝臓に貯蔵されているレチノールは，**レチノール結合たんぱく質**（RBP）と結合して血液を介して標的細胞に運ばれる．標的細胞に運ばれたレチノールはレチノイン酸に代謝される．オールトランスレチノイン酸は**レチノイン酸受容体**（RAR）と結合し，細胞分裂や分化の調節にかかわる．皮膚で合成されたビタミンDや食事由来のビタミンDは，肝臓と腎臓において代謝され**活性型ビタミンD**（1,25-ジヒドロキシコレカルシフェロール）となる．標的細胞に運ばれた活性型ビタミンDは，**ビタミンD受容**

レチノール結合たんぱく質（RBP）

肝臓で合成されるレチノール結合たんぱく質は，血中半減期が短いため比較的短期間の栄養状態の指標として用いられている．

体（VDR）と結合し，カルシウム代謝調節に関与する．また，9-シス-レチノイン酸の受容体である**レチノイドX受容体**（RXR）は，RARやVDRとヘテロ二量体を形成して存在する．これら複合体がDNA上の特定の応答配列に結合し，遺伝子発現を調節している．

2.2　補酵素

　酵素は，生体内のさまざまな反応を触媒するたんぱく質であるが，この触媒作用を示すためには，補酵素の助けを必要とするものもある．ビタミンB群は，補酵素を構成しているビタミンであり，三大栄養素の代謝において，**酸化還元反応**や化学基の転移反応に関与している．

2.3　抗酸化作用とビタミンC・ビタミンE・カロテノイド

活性酸素とフリーラジカル
フリーラジカルは不対電子をもつ原子や分子のことである．活性酸素は酸素由来の反応性の高い物質で，ヒドロキシラジカルなどのフリーラジカルや過酸化水素などの非ラジカルも含む．

　活性酸素や**フリーラジカル**は反応性に富み，生体内の脂質やたんぱく質などを酸化する．過剰な活性酸素やフリーラジカルの産生は，がんや動脈硬化などの生活習慣病の要因となる．**抗酸化物質**は，生体内に生じた活性酸素やフリーラジカルを捕捉，または消去する働きをもっており，生体内の**酸化ストレス**に対して抗酸化作用を示す．ビタミンC，ビタミンE，カロテノイドは抗酸化作用をもっているため，**抗酸化ビタミン**と呼ばれている．

　酸化ストレスから生体を防御するために，生体内には抗酸化機構が存在している（図7.19）．

　ビタミンEは生体膜に存在し，活性酸素やフリーラジカル，脂質ラジカルに電子を供与することで，過酸化脂質の生成を抑制する．ビタミンEラジカルは，還元型ビタミンC（アスコルビン酸）によってもとの抗酸化能をもったビタミンEに再生される．この反応によって生成した酸化型ビタミンC（デヒドロアスコルビン酸）が還元型ビタミンCに再生されるときに，**還元型グルタチオン**が消費される．また，還元型ビタミンC

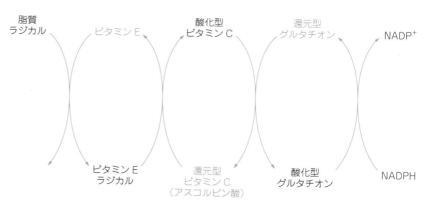

図7.19　ビタミンEとビタミンCによる抗酸化作用

自身も，活性酸素やフリーラジカルの消去に関与する．カロテノイドはプロビタミンAとしての働きだけでなく，抗酸化作用をもち，生体膜の活性酸素やフリーラジカルを捕捉する．

2.4　血液凝固とビタミンK

　血液は，血漿に含まれている**フィブリン**により凝固する（図 7.20）．血液凝固因子のうち，肝臓で産生される**プロトロンビン**（**第Ⅱ因子**），**第Ⅶ因子**，**第Ⅸ因子**，**第Ⅹ因子**は，その生成過程において**ビタミンK**を必要とする．

　これらの血液凝固因子は，前駆体のグルタミン酸残基をγ-カルボキシグルタミン酸残基へと変換すること（**Gla化**）により活性化される．

　このGla化を触媒するビタミンK依存性カルボキシラーゼの補酵素としてビタミンKは作用している．したがって，ビタミンKが欠乏すると血液凝固の遅延が見られる．ビタミンKは腸内細菌叢によって産生されているため欠乏しにくいが，新生児では，腸内細菌叢がまだ確立されていないことや，母乳中にビタミンKが少ないことなどから，ビタミンK欠乏に陥りやすい．新生児や乳児がビタミンK欠乏になると，**新生児メレナ**（消化管出血）や**特発性乳児ビタミンK欠乏症**（頭蓋内出血）が起こることがある．

ビタミンKの血液凝固作用
ビタミンKは抗血液凝固剤であるワルファリンと拮抗的に働く．

ビタミンK欠乏予防
新生児，乳児におけるビタミンK欠乏の予防のために，ビタミンK₂シロップの投与が行われている．

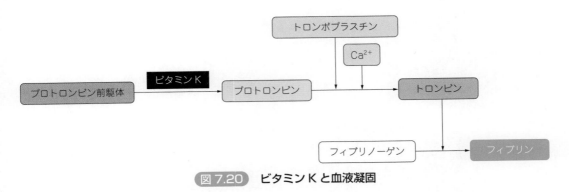

図 7.20　ビタミンKと血液凝固

2.5　造血作用とビタミンB₁₂・葉酸

　ビタミンB₁₂と葉酸は核酸合成に関与している．5-メチルテトラヒドロ葉酸はテトラヒドロ葉酸に変換され，さらに5,10-メチレンテトラヒドロ葉酸となる（図 7.21）．

　核酸合成の際には，5,10-メチレンテトラヒドロ葉酸が補酵素として働いており，葉酸が欠乏すると核酸合成障害をきたす．また，5-メチルテトラヒドロ葉酸からテトラヒドロ葉酸が合成されるときには，ホモシステインからメチオニンを合成する反応が起こっている．この反応を触媒するメチオニン合成酵素の補酵素として，ビタミンB₁₂のメチルコバラミンが作

用する.

　したがって，ビタミン B$_{12}$ が欠乏すると，テトラヒドロ葉酸の合成が障害されるため，核酸合成に異常をきたす．ビタミン B$_{12}$ と葉酸の欠乏による核酸合成障害により，造血機能に異常が生じ巨赤芽球性貧血となる.

2.6　一炭素単位代謝とビタミン B$_{12}$・葉酸

　一炭素単位（C1 単位）とは，メチル基，ホルミル基，メチレン基など，1 つの炭素原子を含む残基の総称である．葉酸は体内で，一炭素単位の担体として核酸合成やアミノ酸代謝において重要な役割を果たしている．ホモシステインからメチオニンを合成する反応において，メチオニン合成酵素は，5-メチルテトラヒドロ葉酸からメチル基を移してメチオニンを合成している（図 7.21）．メチオニン合成酵素の補酵素はメチルコバラミンであるので，ビタミン B$_{12}$ の欠乏により，ホモシステインからメチオニンの合成が抑制されるため，血中ホモシステイン濃度が高くなる．高ホモシステイン血症は**動脈硬化**のリスクとなる.

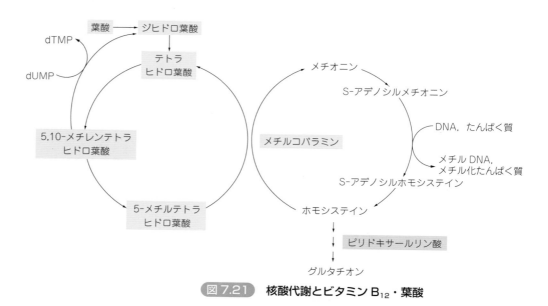

図 7.21　**核酸代謝とビタミン B$_{12}$・葉酸**

3　ビタミンの生物学的利用度

3.1　脂溶性ビタミンと脂質の消化吸収の共通性

　脂溶性ビタミンは，胆汁酸の存在下で小腸管腔内においてミセルを形成し，脂質とともに**小腸吸収上皮細胞**に取り込まれる．その後，脂溶性ビタミンはカイロミクロンに取り込まれ，リンパ管を経て体内に輸送される．したがって，脂質摂取量の低下や脂質の吸収障害があった場合は，脂溶性

ビタミンの吸収は低下する.

3.2　水溶性ビタミンの組織飽和と尿中排泄

　水溶性ビタミンは，大量に摂取しても尿中に排泄されるため，体内貯蔵量は少なく過剰症にもなりにくい．水溶性ビタミンの摂取量を増やしていくと，体内の飽和量を満たすまで，ほとんど尿中に排泄されない．しかし，飽和量を超えると，急激にその水溶性ビタミンの尿中排泄量が増大する.

3.3　腸内細菌叢とビタミン

　ビタミンのなかには，腸内細菌叢により産生されるものがある．ヒトの大腸内で腸内細菌により合成される，ビタミン K，ビタミン B_1，ビタミン B_2，ビタミン B_6，ビタミン B_{12}，葉酸，パントテン酸，ビオチンなどの一部は吸収され，生体内で利用されている．したがって，通常の食事をしている場合は，これらのビタミンは欠乏しにくい.

3.4　ビタミン B_{12} 吸収機構の特殊性

　食品中のビタミン B_{12} のほとんどは，たんぱく質と結合して存在している．摂取されたビタミン B_{12} は，胃において胃酸や**ペプシン**の作用で遊離型となる．遊離したビタミン B_{12} は，唾液腺由来の**ハプトコリン**と結合する．十二指腸においてハプトコリンから遊離したビタミン B_{12} は，胃の壁細胞から分泌された**内因子**と結合し複合体を形成する．この複合体は**回腸**にある特異的な受容体に結合し，**腸管上皮細胞**に取り込まれ吸収される．ビタミン B_{12} は内因子を介した吸収機構が飽和すれば，大量に摂取してもそれ以上吸収されない．また，胃切除などにより内因子が不足すると，ビタミン B_{12} の吸収率が低下するため**悪性貧血**となる.

4　ほかの栄養素との関係

4.1　エネルギー代謝とビタミン

　エネルギー代謝には，さまざまな酵素が関与している（図 7.22）．解糖系，クエン酸回路，電子伝達系では，ビタミン B_1，ビタミン B_2，ナイアシン，パントテン酸，ビオチンが補酵素として関与している.

4.2　糖質代謝とビタミン

　グルコースが分解されてエネルギーを産生する過程で，最も重要なビタミンは**ビタミン B_1**である.

　グルコースは解糖系，クエン酸回路，電子伝達系を経て，エネルギーへと変換される．解糖系において生成したピルビン酸は，アセチル CoA に

ペントースリン酸回路とビタミン B_1
ビタミン B_1 の補酵素型である ThPP は，ペントースリン酸回路の非酸化的反応において，トランスケトラーゼの補酵素として働く.

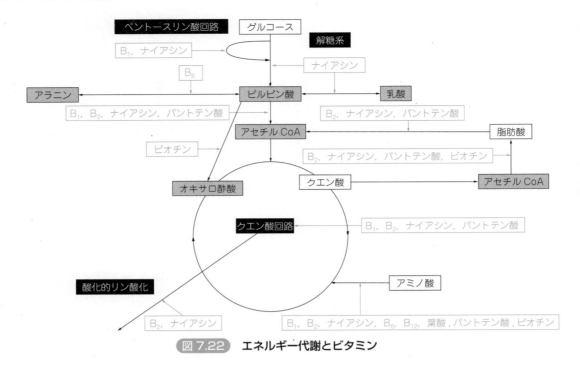

図7.22 エネルギー代謝とビタミン

変換されクエン酸回路に導入されるが，この反応はピルビン酸デヒドロゲナーゼ複合体によって触媒される．この酵素は，ビタミン B$_1$ の補酵素型である ThDP を必要とする．したがって，糖質の多い食事を摂取した場合，ビタミン B$_1$ の必要量が増加する．

4.3　脂質代謝とビタミン

脂肪酸の β 酸化によっても，アセチル CoA が生成される．この反応ではビタミン B$_1$ を必要としない．したがって，エネルギー源として糖質を利用する場合に比べて脂肪酸の利用が亢進している場合は，ビタミン B$_1$ の必要量が低下する．これを**脂質のビタミン B$_1$ 節約作用**という．

脂質のビタミン B$_1$ 節約作用
第6章も参照．

4.4　たんぱく質代謝とビタミン

アミノ酸が代謝される際には，アミノ基転移反応を触媒するアミノトランスフェラーゼや，アミノ酸から生理活性アミンを生成する脱炭酸反応を触媒するデカルボキシラーゼが働く．これら酵素反応には，ビタミン B$_6$ の補酵素型である PLP を必要とする．したがって，たんぱく質摂取量が増加すると，ビタミン B$_6$ 必要量も増加する．

4.5　核酸代謝とビタミン

葉酸は，一炭素単位の転移反応において，プリン塩基の合成やチミジル

酸の合成といった核酸合成に関与している．ビタミン B_{12} は直接的には核酸合成に関与していないが，欠乏するとテトラヒドロ葉酸の合成が障害されるため，結果として核酸合成が障害される．

4.6　カルシウム代謝とビタミン

　活性型ビタミン D は，小腸上皮細胞のビタミン D 受容体に結合すると，**カルシウム結合たんぱく質**（CaBP）の合成を誘導し，小腸からのカルシウム吸収を促進する．ビタミン K は骨の石灰化に必要なオステオカルシンの合成に必要であり，前駆体のグルタミン酸残基を γ-カルボキシグルタミン酸残基に転換（Gla 化）する酵素の補酵素として働く．ビタミン C は，骨のコラーゲン合成に必要である．したがって，これらビタミンの不足により，骨粗鬆症や骨折のリスクが高まる．

復習問題を解いてみよう
https://www.kagakudojin.co.jp

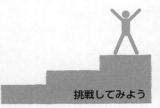

挑戦してみよう

第**8**章

ミネラルの栄養

この章で学ぶポイント

★ヒトが生きるために食物から摂取する必要がある 16 種の必須ミネラルについて学ぼう.

★1 日の摂取量が 100 mg 以上必要なミネラルを多量ミネラル, 100 mg 未満のミネラルを微量ミネラルと呼ぶことを学ぼう.

★ミネラルは生体の構成成分となるほか, 酵素の反応, 浸透圧, 酸塩基平衡など生理機能の維持に重要であることを理解しよう.

Step up!

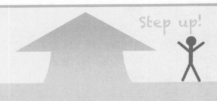

ちょっと

◆学ぶ前に復習しておこう◆

電解質を表す単位（mEq/L）

電解質〔ナトリウムイオン（Na^+）や塩化物イオン（Cl^-）など〕は, mEq/L（メックパーリットル）で示す.

骨粗鬆症

骨の代謝バランスが崩れ, 破骨細胞による骨吸収の働きが骨芽細胞による骨形成の働きを上回ることで, 骨量が減少し骨折しやすくなる疾患.

機能鉄と貯蔵鉄

機能鉄はおもにヘモグロビンのヘム鉄として存在し, 酸素を全身に運搬する. 機能鉄が不足すると, 肝臓などで貯蔵されている貯蔵鉄がその役割を補うため放出される.

1 ミネラルの種類

　ミネラル（**無機質**）という名称は，mine（鉱物）に由来する．118種類の元素のうち，私たちを構成するおもな元素は炭素（C），水素（H），酸素（O），窒素（N）の4種類で，これらはたんぱく質，糖質，脂質の主要構成成分となっている．ミネラルは，上記4つ以外の114種類の元素の総称で，**無機質**ともいう（表8.1）．

1.1 ミネラルの栄養学的分類

　ヒトが1日あたり100 mg以上摂取する必要があるミネラルを**多量ミネラル**（マクロミネラル，主要ミネラル），1日あたり100 mg未満の摂取で充足するものを**微量ミネラル**（ミクロミネラル）という．日本人の食事摂取基準（2020年版）では，多量ミネラルとして，カルシウム，リン，ナトリウム，カリウム，マグネシウムの5種類と，微量ミネラルとして，鉄，

表8.1 基準が設定されているミネラルの栄養の概要一覧

		主要機能	過剰症	欠乏症	含まれる食品
多量ミネラル	カルシウム	骨や歯の形成，筋収縮，血液凝固，シグナル伝達など	高カルシウム血症，尿路結石	骨粗鬆症，くる病，骨軟化症，テタニー	乳製品，小魚，小エビ
	リン	骨や歯の形成，ATPの材料，核酸の材料，酸塩基平衡	腎機能低下，副甲状腺機能亢進症	筋力低下，骨軟化症，食欲不振	食品中に幅広く含まれている
	ナトリウム	浸透圧の維持，酸塩基平衡	血圧の上昇，腎障害	認知機能低下，歩行の安定性低下	食塩，食塩を含む食品
	カリウム	浸透圧の維持，酸塩基平衡	高カリウム血症	筋力低下，不整脈	海藻類，豆類，野菜，果物，穀類，イモ類
	マグネシウム	酵素反応の補因子，骨や歯の形成	下痢	不整脈，テタニー	種実類，豆類，野菜類，果実，魚介類
微量ミネラル	鉄	赤血球の材料，ミオグロビンなどの構成成分	鉄沈着に伴う臓器不全，胃腸障害，亜鉛の吸収阻害	鉄欠乏性貧血，認知機能低下	アサリ，レバー，ヒジキ，小松菜，ホウレンソウ
	亜鉛	DNAやRNAポリメラーゼの構成成分，抗酸化酵素の補因子	鉄や銅の欠乏，胃腸障害，吐き気	味覚障害，皮膚炎，成長障害，免疫機能低下，精子形成障害	カキ，豚レバー，鶏卵卵黄，種実類
	銅	赤血球の形成補助酵素の補因子	ウィルソン病	貧血，白血球減少，骨異常症	甲殻類，肉，魚，ココアなど豆類
	ヨウ素	甲状腺ホルモンの構成成分	甲状腺機能亢進症，甲状腺腫	甲状腺機能亢進症，甲状腺腫	海藻類
	マンガン	酵素の補因子	パーキンソン病様症状	成長抑制，骨の脱石灰化	種実類，全粒粉，茶
	セレン	抗酸化酵素などの補因子	爪の変形，脱毛など	克山病，カシン・ベック病	穀類，豆類，海藻類，魚類
	モリブデン	酵素の補因子	下痢，胃腸障害	神経過敏，昏睡，頻脈，頻呼吸	穀類，豆類
	クロム	インスリン作用の増強	胃腸障害	耐糖能低下	穀類，肉類，卵

亜鉛，銅，ヨウ素，マンガン，セレン，モリブデン，クロムの8種類について基準が設定されている．日本人の食事摂取基準に掲載されていないミネラルのなかでも，ヒトが生存するために摂取することが不可欠なミネラルとして，**硫黄**，**塩素**，**コバルト**などがある．これらはそれぞれ，たんぱく質，塩，ビタミン B_{12} などの栄養素に含まれる．

　また，ミネラルがもつ生理作用で分類すると，おもに①生体分子を構成するミネラル（カルシウム，リン，マグネシウム，鉄，硫黄，コバルト，ヨウ素），②体液の恒常性を維持するミネラル（ナトリウム，カリウム，塩素など），③酵素の補因子として働くミネラル（銅，亜鉛，マンガン，マグネシウム，セレン，モリブデンなど）に大別できる．硫黄は，**メチオニン**や**システイン**など**含硫アミノ酸**としてたんぱく質を構成している．また，コバルトは**ビタミン B_{12}** の構成成分として存在している．

コバルトとビタミン B_{12}
ビタミン B_{12} の詳細は第7章を参照．

2　多量ミネラル

2.1　カルシウム（Ca）

(1) 体内分布

　カルシウムは，生体内に最も多く含まれるミネラルで，成人では体重の $1 \sim 2\%$（約 $1,000\,g$）を占める．生体内のカルシウムの99%は**骨**および**歯**に存在し，残りの約1%は**血液**や**組織液**，**細胞内**に存在している．

(2) 生理作用

　カルシウムは体内で，細胞内のカルシウム依存性シグナル伝達，筋肉の収縮，神経インパルス，血液凝固など，**機能性カルシウム**として重要な作用を担う．これらの生理作用を維持するためには，細胞内と細胞外のカルシウム濃度が重要になる．詳細は以下に記す．

(3) 吸収と代謝

　成人でおもに小腸上部から経口摂取されたカルシウムの約 $25 \sim 30\%$ が**能動輸送**によって吸収される．カルシウムの吸収は，ビタミンDやリンなどほかの食品成分の影響をうけ，年齢や妊娠・授乳時でも異なる．

(a) 血中カルシウム濃度の維持

　血液中のカルシウム濃度は，約 $8.5 \sim 10.4\,mg/dL$ の比較的狭い範囲に制御されて保たれている．各組織の細胞機能は，細胞外と細胞内のカルシウム濃度によって維持される．これには，血中カルシウム濃度が適正範囲に維持されていることがきわめて重要になる．血中カルシウム濃度を調節するのは，**副甲状腺ホルモン**（parathyroid hormone：**PTH**），**カルシトニン**，**活性型ビタミンD** の3つのホルモンである．

　副甲状腺ホルモンはカルシウム濃度が低下すると骨からカルシウムを溶出（**骨吸収**）させ，腎臓でカルシウムの再吸収を促進させ，血中カルシウ

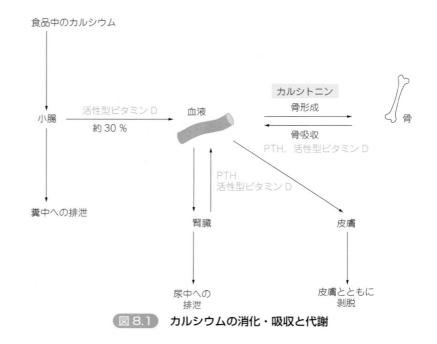

食品中のカルシウム

小腸

活性型ビタミンD
約30 %

血液

カルシトニン
骨形成

骨

骨吸収
PTH，活性型ビタミンD

PTH
活性型ビタミンD

糞中への排泄

腎臓

皮膚

尿中への
排泄

皮膚とともに
剥脱

図8.1　**カルシウムの消化・吸収と代謝**

ム濃度を増加させる.

　活性型ビタミンD（1,25-ジヒドロキシビタミンD*）は血中カルシウム濃度を増加させるために，小腸からカルシウムの吸収を促進し，腎臓でカルシウムの再吸収を促進する．さらに，骨吸収によるカルシウムの溶出作用で血中のカルシウム濃度を増加させる.

　カルシトニンは，血中のカルシウム濃度を下げるホルモンで，甲状腺で合成・分泌され骨へのカルシウムの取込みを促進（**骨形成**）させる．カルシトニンは腎臓から尿中に排泄されるほか，皮膚の代謝に伴い経皮排泄される（図8.1）.

　以上のようにカルシウムの栄養状態は，摂取量，腸管からの吸収率，骨形成と骨吸収のバランス（**骨のリモデリング**），尿中への排泄など，さまざまな要因で決まる.

（b）ヒトの成長と骨量

　ヒトの骨量は，出生時には約30 gしかないが，学童期に向けて成長するとともに，骨へのカルシウムの取込みが亢進し，増加する．また，女児では月経の開始ごろにエストロゲンの分泌量が増加することで，骨吸収が抑制され骨量の増加が進む．しかし，男女ともに20歳ごろに最大骨量を迎え，その後，女性では閉経とともに急速に減少し，男性も60代以降緩やかに減少していく（図8.2）.

（4）過剰症と欠乏症

（a）過剰症

　高カルシウム血症，高カルシウム尿症，軟組織の石灰化，泌尿器系結石，

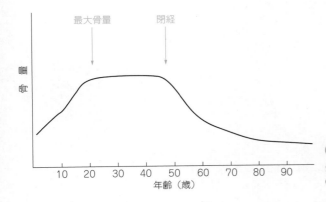

図8.2　**女性の年齢と骨量の関係**

鈴木隆雄, 骨量の自然史と骨粗鬆症, 骨折の予防戦略, 日臨床, 62（増2）, 225（2004）. および骨粗鬆症学会資料から引用.

前立腺がん, 鉄や亜鉛の吸収障害, 便秘, ミルクアルカリ症候群などがある.

(b) 欠乏症

　骨粗鬆症, 高血圧, 動脈硬化, くる病, テタニー（筋肉のけいれん）がある. 骨粗鬆症で骨密度が低下すると, **大腿骨近位部骨折**や椎骨の骨折が増加するが, 図8.3のように加齢とともに骨折割合が増加している. カルシウム欠乏に伴う骨粗鬆症の予防として, 思春期から青年期における最大骨量を増やすことと, 閉経後および老齢期の骨量の減少を抑えることが重要である.

ミルクアルカリ症候群
カルシウムを多く含む物質と胃腸薬の過剰な経口摂取によって, 高カルシウム血症, 代謝性アルカローシス, 腎機能障害をきたした状態.

2.2　リン（P）

(1) 体内分布

　成人の生体内には最大850 gのリンが存在する. その85%は骨組織に, 14%は軟組織や細胞膜に, 残りの1%が細胞外液に存在する.

(2) 生理作用

　リンはカルシウムとともに, ヒドロキシアパタイト結晶として骨組織を

Column

骨の健康に牛乳？

　牛乳は飛鳥時代から日本で飲まれていたが, 多くの人が牛乳を飲むようになったのは明治時代とされている. 「牛乳＝骨」のイメージが定着しているが, 実際はどうだろうか？ 複数のメタアナリシスにおいて, 牛乳の摂取量と骨量には相関がある. しかし牛乳の摂取量と骨折リスクの関係については相関がありそうなものの, 明確な科学的根拠がないのが現状である.

　令和元年国民・健康栄養調査報告において, カルシウムはほぼすべての年代で摂取量が推定平均必要量にも達しておらず, 推奨量を摂取するためには, カルシウムを多く含む食品を毎日2〜3品増やす必要がある. 食品のひとつとして牛乳などの乳製品をうまく取り入れることは, 多くの人にとって健康長寿延進のための近道かもしれない.

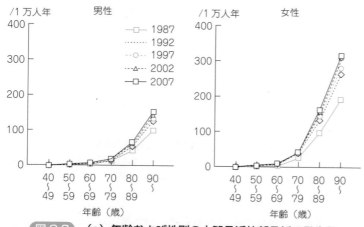

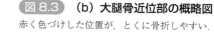

図8.3　（b）大腿骨近位部の概略図
赤く色づけした位置が，とくに骨折しやすい．

図8.3　（a）年齢および性別の大腿骨近位部骨折の発生数
骨粗鬆症の予防と治療ガイドライン作成委員会（骨粗鬆症学会，骨代謝学会，骨粗鬆症財団，折茂　肇委員長），「骨粗鬆症の予防と治療ガイドライン2015年版」，骨粗鬆症学会，p.5（2015）より引用．

形成する．また，生体内のエネルギー担体である**ATP**の構成材料や核酸の構成材料として必要不可欠であるほか，細胞膜リン脂質の合成や細胞内たんぱく質のリン酸化など重要な生理作用をもっている．

（3）吸収と代謝

リンの大部分は**受動輸送**で吸収されるが，ビタミンD・ナトリウム依存性リン酸トランスポーターを介した**能動輸送**もある．リンは消化管液として分泌されるため，正味の吸収率は成人で約60〜70％である．

血中リン濃度は，約2.5〜5 mg/dLの範囲で制御され，PTH，線維芽細胞増殖因子（fibloblast growth factor 23：**FGF23**），活性型ビタミンDによって調節されている．

PTHとFGF23は，**近位尿細管**でのリンの再吸収を抑制し，尿中リン排泄量を増加させる．活性型ビタミンDは腸管でリンの吸収を促進させ，血中リン濃度を増加させる．

（4）過剰症と欠乏症

リンは，ATPや核酸など生命共通の構成材料であることから，多くの食品に含まれており，通常の食事で不足することはない．ただし，リンは食品添加物として使用されることが多く，過剰摂取のリスクは考慮しておきたい．リンの過剰症としては，低カルシウム血症，腎機能の低下，副甲状腺機能亢進症などがある．

2.3　ナトリウム（Na）

（1）体内分布

ナトリウムは細胞外液の主要構成成分として，生体内に約100 g（成人体重の約0.1〜0.2％）存在している．

受動輸送
濃度勾配を利用し，エネルギーを利用せずに物質の輸送を行う方法．

能動輸送
エネルギー（ATP）を利用し，物質の輸送を行う方法．

(2) 生理作用

ナトリウムは細胞外液の主要な陽イオン（Na$^+$）として，細胞外液量の維持に寄与し，**浸透圧**，**酸・塩基平衡**の調節にも重要な役割を果たしている．また消化液として，**胆汁**，**膵液**，**腸液**などの材料となっている．

(3) 吸収と代謝

ナトリウムの大部分は小腸で吸収される．回腸では，ナトリウムは濃度勾配に逆らって**能動輸送**される．また空腸では，糖類があるとナトリウムの吸収が促進される．

ナトリウムの排泄は，皮膚や便，尿を通して起こるが，90% 以上は尿中排泄である．ナトリウムの腎臓における再吸収の調節は，**遠位部ネフロン**に作用する**アルドステロン**によって行われる．

(4) 過剰症と欠乏症

(a) 過剰症

過剰症では，血圧の上昇が見られる．これは，ナトリウムの摂取量が増加すると，浸透圧を維持するために体内の水分量が増加することで起こる．一方，ナトリウムの摂取と高血圧の関係には，遺伝学的要素も大きい．ナトリウムの制限によって血圧を下げるためには，1 日あたりの食塩摂取量を 5 g 以下にする必要があると報告されていることから，高血圧の予防には，①食塩を 1 日 6 g 未満の摂取に制限する，②果物や野菜を積極的に摂取する，③飽和脂肪酸，コレステロールを多く含む食品の摂取を控え，多価不飽和脂肪酸を含む食品を摂取する，④適正体重を維持する，⑤軽強度の有酸素運動を毎日行う，⑥飲酒・喫煙は控える，などの生活習慣の改善がある．また，食塩の過剰摂取は**胃がん**の発症リスクを増加させる．

(b) 欠乏症

ナトリウムの欠乏症は，通常の生活においては生じない．ただし，高温環境での労働や運動時の発汗では，ナトリウムが失われやすく，補給が必要である．なお，WHO のガイドラインでは，身体機能の維持に必要な最低限のナトリウム摂取量は，200 〜 500 mg/ 日であると推定されている．

アルドステロン
副腎から分泌されるホルモンで，ナトリウムの再吸収を促進する．

2.4　カリウム（K）

(1) 体内分布

カリウムは細胞内液の主要な**陽イオン**として，生体内に約 140 g（成人体重の約 0.2%）存在している．

(2) 生理作用

カリウムは細胞内液の主要な陽イオンとして，体液の浸透圧を調節している．酸・塩基平衡の維持，神経や筋肉の興奮伝導にも関与する．また，カリウムの摂取量の増加はナトリウムの排泄を促進させることから，ナトリウムの摂取に伴う血圧の上昇を抑制する．

（3）吸収と代謝

　カリウムは**受動輸送**で吸収されるが，回腸や大腸ではカリウムが能動的に放出される．大腸でカリウムが吸収されるのは，大腸内カリウム濃度が 25 mEq/L 以上のときである．

（4）過剰症と欠乏症

（a）過剰症

　腎疾患に罹患するなど特別な状況下で，カリウムの排泄障害が起こった場合に不整脈などが報告されている．

（b）欠乏症

　食欲不振，筋力低下，不整脈が起こるが，通常，カリウムが欠乏することはほとんどない．ただし，重度の下痢では数 L 以上の腸液が失われる場合があり，低カリウム血症を起こすことがある．

（c）カリウムの摂取と生理作用

　カリウム摂取量が増加すると，尿中のナトリウム排泄が促進されることから，間接的に総脂肪低下，血圧低下，脳卒中予防に有用な可能性が報告されている（図 8.4）．さらに，**ナトリウム/カリウム比（Na/K 比）**が心血管疾患リスクの増加や全死亡に相関があると報告されている．一方で，高齢者や疾患によって腎機能が低下している場合は，カリウムの摂取量を増やすと，腎機能に負荷がかかるため，注意が必要である．また，カリウムは野菜や果物などに多く含まれるが，食品の加工や精製度が進むにつれて含有量は減少する．摂取する際は，その食品がどの程度まで加工されているか注意が必要である．

ナトリウム/カリウム比（Na/K 比）

食品から摂取するナトリウムとカリウムの比率をいう．カリウムに対してナトリウムの摂取量が高いほど Na/K 比は高くなる．逆に，ナトリウム量が少なくなるほど Na/K 比は低くなる．

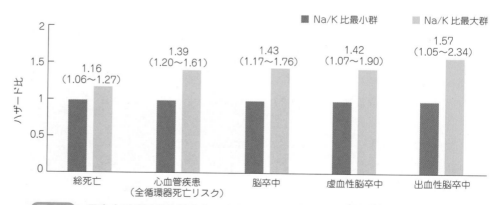

図 8.4 **日本人における比較ナトリウム/カリウム摂取比と循環器疾患発症率の関係**
調節因子：性別・年齢，BMI，喫煙，飲酒，糖尿病，総コレステロール，たんぱく質および脂肪エネルギー比率
Okayama A. et al., *BMJ open*, 2016; 6: e 011632 を参考に作図.

2.5 マグネシウム（Mg）

（1）体内分布

生体内には，約 25 g のマグネシウムが存在する．その 50 ～ 60％は骨に，20 ～ 30％が筋肉に存在し，残りは各組織に広く分布している．

（2）生理作用

マグネシウムは，骨や歯の構成材料として存在するほか，筋収縮やたんぱく質の合成など多くの酵素反応やエネルギー産生に関与している．

（3）吸収と代謝

マグネシウムの腸管からの吸収率は，約 40 ～ 60％である．摂取量が少ない場合は，吸収率が増加することが報告されている．血中のマグネシウム濃度は約 1.8 ～ 2.3 mg/dL に維持されており，血中マグネシウム濃度が低下すると，腎臓での再吸収が促進されるとともに，骨からマグネシウムが溶出し，血中濃度が維持されている．

（4）過剰症と欠乏症

（a）過剰症

下痢がある．この作用を利用した**酸化マグネシウム**は比較的安全な下剤として用いられている．

（b）欠乏症

短期的な欠乏症として，吐き気，嘔吐，眠気，脱力感，**テタニー**，ふるえ，食欲不振がある．また，長期的な欠乏症として，骨粗鬆症のリスク増加がある．

3 微量ミネラル

3.1 鉄（Fe）

（1）体内分布

生体内には，約 4 ～ 5 g の鉄が存在する．そのほとんどは，たんぱく質と結合した状態で存在する．

（2）生理作用

生体内の鉄の約 60％は，赤血球の**ヘモグロビン**として存在し，**酸素運搬**に関与している（図 8.5）．

また，筋肉中の**ミオグロビン**も鉄と結合し，酸素の貯蔵と利用に役立っている．ほかに，肝臓に多く含まれる抗酸化酵素の**カタラーゼ**も鉄結合たんぱく質である．また，組織への鉄の運搬は**トランスフェリン**が担っている．これら酸素運搬機能や酵素機能をもつ鉄を**機能鉄**という．また鉄は，肝臓や脾臓に**フェリチン**や**ヘモシデリン**として，骨髄などに**貯蔵鉄**として存在している．

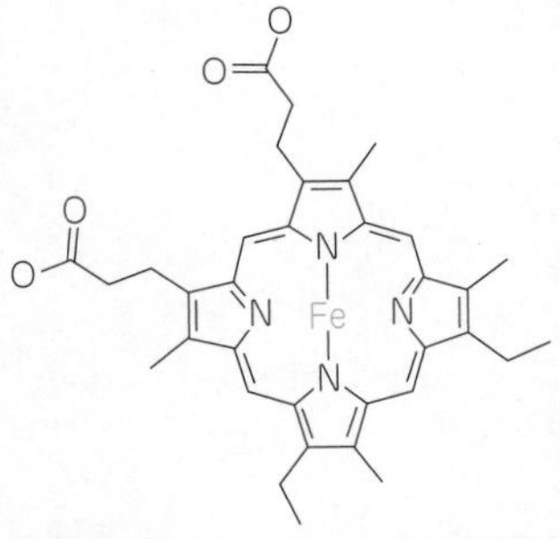

図8.5 **ヘモグロビンの構造**

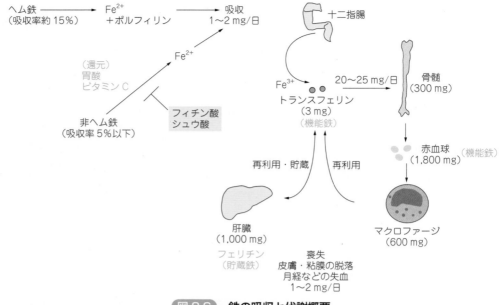

図 8.6　鉄の吸収と代謝概要

（3）吸収と代謝

食品中の鉄は，たんぱく質に結合した**ヘム鉄**と，無機鉄である**非ヘム鉄**に分けられる．

食品から摂取された鉄は，十二指腸から**空腸上部**において吸収される．鉄の吸収率は，約 15 % 程度である[*]．吸収率はヘム鉄のほうが非ヘム鉄よりも高い．ヘム鉄は腸管上皮細胞に吸収され，ヘムオキシゲナーゼにより2 価鉄イオン（Fe^{2+}）とポルフィリンに分解され，輸送体を介して吸収される．非ヘム鉄のうち Fe^{3+} は，小腸などで鉄還元酵素または**アスコルビン酸**によって Fe^{2+} に還元されてから，小腸で吸収される（図 8.6）．

> ※鉄以外の食品成分や身体要因の影響をうける．

吸収された Fe^{2+} は，鉄酸化酵素によって 3 価鉄イオン（Fe^{3+}）となり，鉄輸送たんぱく質である**トランスフェリン**と結合して全身に運ばれる．体内で過剰な鉄は，貯蔵鉄の**フェリチン**として蓄えられる．鉄の吸収は，たんぱく質やアスコルビン酸で増加し，穀類に含まれる**フィチン酸**や**シュウ酸**などで抑制されることが明らかになっている．

（4）過剰症と欠乏症

（a）過剰症

ヘモクロマトーシスがある．これは，組織に鉄が過剰に蓄積することで酸化促進剤として作用し組織や器官に炎症をもたらす．また，ヘム鉄の過剰摂取は，メタボリックシンドロームや心血管系疾患のリスクを上昇させるという報告もあるため，サプリメントから鉄を摂取するときは過剰にならないよう注意が必要である．

(b) 欠乏症

　貧血，運動機能や認知機能などの低下がある．とくに女性の場合，月経血による鉄の損失は**鉄欠乏性貧血**の原因となる．

　月経血は，月経開始した18歳未満の女性で約31 mL/回，成人で約37.0 mL/回という報告があり，月経血による1日の鉄損失は，18歳未満で3.06 mg/日，18歳以上で3.64 mg/日と推定されている．一般的な血液検査でヘモグロビン値が減少したときは，すでに多くの貯蔵鉄が利用されたあと，ということになる．また鉄欠乏状態では，カルシウム摂取量が適正であっても骨吸収が高まり，**骨粗鬆症**のリスクを増加させる．

3.2　亜鉛（Zn）

(1) 体内分布

　亜鉛は生体内に約2 g存在する．そのうち約60%は骨格筋，骨，皮膚，肝臓，脳，腎臓などに分布する．

(2) 生理作用

　亜鉛は，核酸合成に不可欠なDNAポリメラーゼやRNAポリメラーゼの構成成分であるほか，抗酸化酵素である**銅亜鉛スーパーオキシドジスムターゼ（CuZnSOD）**の構成材料となっている．

　そのほか，ジンクフィンガーたんぱく質などの亜鉛が構成材料となっている転写調節たんぱく質が存在する．このように，亜鉛は酵素機能のほか，たんぱく質の構造維持にも不可欠である．

(3) 吸収と代謝

　亜鉛の吸収率は約30%とされているが，穀類に含まれるフィチン酸は亜鉛の吸収を阻害する．亜鉛の恒常性は亜鉛トランスポーターによる，亜鉛の細胞内外への輸送とメタロチオネインによる貯蔵によって維持される．

　亜鉛の排泄は，腸管粘膜の脱落および膵液や胆汁など消化液中からの排泄，発汗と皮膚の脱落および精液を介しての排泄がある．

(4) 過剰症と欠乏症

(a) 過剰症

　銅の吸収阻害に伴うCuZnSOD活性の低下や，鉄の吸収阻害が原因の貧血などを起こす（表8.2）．

👆Point!

CnZnSOD（銅亜鉛スーパーオキシドジスムターゼ）
スーパーオキシドアニオンラジカル（O_2^-）を酸素（O_2）と過酸化水素（H_2O_2）にする酵素．

表8.2　ヒトのSODの種類

	SOD1	SOD2	SOD3
結合金属	銅亜鉛	マンガン	銅亜鉛
分　布	細胞質	ミトコンドリア	細胞外

（b）欠乏症

皮膚炎や味覚障害，慢性下痢，免疫機能障害，成長遅延，性腺発育障害などがある．

3.3　銅（Cu）

（1）体内分布

銅は，成人の生体内に約 100 mg 存在する．各組織のうち，筋肉や骨に約 65％，肝臓中に約 10％，それ以外はその他組織に分布している．

（2）生理作用

銅は，約 10 種類の酵素の活性中心に存在し，エネルギー生成や鉄代謝，細胞外マトリックスの成熟，神経伝達物質の産生，活性酸素除去などに関与している．

（3）吸収と代謝

食事から摂取された銅は，十二指腸において 2 価イオンから 1 価イオンに還元されたあと，銅輸送体を介して細胞内へ取り込まれる．

吸収された銅は，門脈を経て肝臓へ取り込まれセルロプラスミンとして血中へ分泌される．

体内銅の恒常性は，吸収量と排泄量の調節によって維持されている．排泄は未吸収分のほか，胆汁酸にも銅が含まれるが，胆汁酸として分泌後，多くが再吸収される．

（4）過剰症と欠乏症

（a）過剰症

脳，肝臓，角膜に銅が蓄積する**ウィルソン病**がある．ウィルソン病では神経障害，精神障害，肝機能障害，角膜のカイザー・フライシャー輪などが生じる．

（b）欠乏症

先天的疾患の**メンケス病**がある．メンケス病では，発育遅延，知能低下，中枢神経障害などが生じる．銅の摂取不足による欠乏症はまれであるが，外科手術後に銅不含の輸液や経腸栄養剤を使用した場合などで発生しやすく，鉄投与非依存性の貧血，白血球および好中球減少に伴う免疫力の低下などがある．

3.4　ヨウ素（I）

（1）体内分布

おもに甲状腺ホルモンの材料として，生体内ではヨウ素の 70 〜 80％が甲状腺に存在する．

（2）生理作用

甲状腺ホルモンは，生殖，成長，発達などに不可欠なほか，エネルギー

ウィルソン病

先天性代謝異常症のひとつ．銅が肝臓や脳，角膜などに過剰に蓄積し，臓器障害が起こることで，さまざまな症状が出現する．ただし，有効な治療法が存在するため，早期から適切な治療を行うことが重要になる．

代謝を亢進させる.

(3) 吸収と代謝

ヨウ化物は,消化管でほぼ完全に吸収されるが,昆布などの海藻類に含まれるヨウ素の吸収率は,ヨウ化物よりも低いと推定されている.吸収されたヨウ素は血中を介して,能動的に甲状腺に取り込まれる.甲状腺に取り込まれたヨウ化物イオンは,酸化されたあと,チログロブリンのチロシン残基へ取り込まれ,重合され**甲状腺ホルモン**となる.ヨウ素の90%以上が尿へ排泄される.

(4) 過剰症と欠乏症

(a) 過剰症

甲状腺機能低下および**甲状腺腫**がある.ヨウ素は昆布に高濃度で含まれるため,日本人はほかの国の人びとと比較して,ヨウ素を多く摂取している.しかし,日本人において通常の海藻類の摂取状況から,ヨウ素の過剰症はほとんど報告されていない.

(b) 欠乏症

甲状腺刺激ホルモン(**TSH**)の分泌亢進,甲状腺の肥大,甲状腺腫がある.妊娠中のヨウ素欠乏は,死産,流産,胎児の先天異常および先天性甲状腺機能低下症のリスク要因である.重度の先天性甲状腺機能低下症は,精神遅滞,低身長,ろうあなどを起こす.

3.5　マンガン(Mn)

(1) 体内分布

マンガンは,成人の生体内に10〜20 mg存在する.その約1/4は骨に存在しており,残りのマンガンは各組織に分布している.

(2) 生理作用

マンガンは,軟骨形成時に重要なグリコシルトランスフェラーゼ,活性酸素除去の作用をもつマンガンスーパーオキシドジスムターゼ(MnSOD),尿素回路の主要酵素であるアルギナーゼ,ピルビン酸をオキサロ酢酸に代謝するピルビン酸脱炭酸酵素などの補因子として働く.

(3) 吸収と代謝

マンガンは,2価イオンとして約1〜5%吸収される.鉄とマンガンは,同じ輸送体で吸収されるため,鉄が欠乏するとマンガンの吸収率が増加する.生体内のマンガンは,胆汁を介して糞便に排泄される.

(4) 過剰症と欠乏症

過剰症および欠乏症はまれだが,完全静脈栄養で誤って過剰投与された場合,脳へのマンガンの蓄積が生じパーキンソン病様の症状が報告されている.また,小児が長期静脈栄養によってマンガンが欠乏すると,成長抑制および骨の脱石灰化が生じる.

3.6　セレン（Se）

（1）体内分布

　生体内のセレンの多くは，**システイン**中の**硫黄**がセレンに置換されたセレノシステインとしてたんぱく質に組み込まれ，**セレノプロテイン**として，血液中を含む全身に存在している．

（2）生理作用

　セレノプロテインである**チオレドキシンレダクターゼ**や**グルタチオンペルオキシダーゼ**などは，抗酸化作用をもつ．ヨードチロニン脱ヨウ素酵素は甲状腺ホルモン代謝において重要である．セレノプロテインPは末梢へのセレンの運搬に寄与している．

（3）吸収と代謝

　食品中のセレンの多くは，含セレンアミノ酸の形で存在し，約90％が吸収される．

（4）過剰症と欠乏症

（a）過剰症

　毛髪と爪の脆弱化および脱落，胃腸障害，皮疹，呼気にんにく臭，神経系異常がある．急性中毒症状として，重度の胃腸障害，呼吸不全症候群，心筋梗塞などを生じる．

（b）欠乏症

　中国黒竜江省の克山地方で頻発した**克山病**が知られている．この疾患ではおもに心筋障害が生じる．また，下肢筋肉痛，皮膚の乾燥・薄片状などを生じるカシン・ベック病も，セレン欠乏が関与している．

　なお，魚類にはセレンが含まれていることが多く，また，土壌中に含まれるセレンが穀物や畜産物にも移行するため，一般的にセレン欠乏が起こることは少ない．

3.7　モリブデン（Mo）

（1）体内分布

　オキシダーゼの補因子として全身（細胞内）に存在する．

（2）生理作用

　モリブデンは，キサンチンオキシダーゼ，アルデヒドオキシダーゼ，亜硫酸オキシダーゼなどの**補因子**として機能し，各代謝に寄与している．キサンチンオキシダーゼは，ヒポキサンチンから尿酸を産生するための代謝酵素であり，アルデヒドオキシダーゼは，**分枝アミノ酸**やニコチン酸などの分解酵素としても働く．また亜硫酸オキシダーゼは，ミトコンドリアにおいて**酸化的リン酸化**に利用される．

（3）吸収と代謝

　モリブデンの吸収率は約90％である．体内の濃度は，尿中へ排泄する

皮疹

皮膚に見られる病変のこと．発疹ともいう．

ことで調節されている.

(4) 過剰症と欠乏症

　過剰症および欠乏症の報告はほとんどないが，欠乏症として神経過敏，昏睡，頻脈，頻呼吸が報告されている.

3.8　クロム（Cr）

(1) 体内分布

　生体内ではおもに，３価クロムイオンが４つ結合した**オリゴペプチド**である**クロモデュリン**として存在する.

(2) 生理作用

　クロム結合ペプチドであるクロモデュリンは，各組織で**インスリン作用**を増強する.

(3) 吸収と代謝

　食品中のクロムは３価であり，この３価クロムの吸収率は約１％と見積もられている.

(4) 過剰症と欠乏症

　食品中に含まれる３価クロムについて，過剰症は報告されていない．欠乏症として耐糖能の低下があるが，ヒトにおいて耐糖能の低下は，まだ科学的に証明されていない.

4　その他のミネラル

4.1　硫　黄

　硫黄は，含硫アミノ酸として生体内のペプチドやたんぱく質内に広く組み込まれている．毛髪や爪を構成するケラチンには，含硫アミノ酸であるシスチンが多く含まれている．また，チオール基（SH基）をもつ酵素には補酵素Ａ（CoA）などがあり，生体内で重要な役割を担っている.

　硫黄が欠乏すると，おもに発育不全が生じる．ただし，硫黄は含硫アミノ酸としてあらゆる食品に広く含まれることから，欠乏症はまず見られない.

4.2　塩　素

　塩素は，浸透圧の維持，血液のpH維持の機能をもつほか，**胃酸**の構成成分である．食事のとき，食塩から塩素も摂取しているので，欠乏症になることはほとんどない．欠乏すると胃酸の分泌が低下する.

4.3　コバルト

　コバルトは，ビタミンB$_{12}$の構成成分として生体内で機能している．コ

バルトが欠乏すると，ビタミン B_{12} 欠乏と同様に**悪性貧血**が生じる.

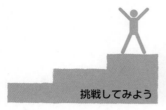

挑戦してみよう

復習問題を解いてみよう
https://www.kagakudojin.co.jp

水と電解質

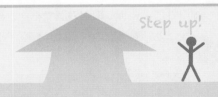

Step up!

ちょっと

◆学ぶ前に復習しておこう◆

水素結合の特徴	pH	血　圧	細胞膜
分子間に水素結合が生じると，同じような分子量をもつ化合物より沸点が高くなる. また, 室温でも結合・解離できる.	溶液中の水素イオンの濃度を指す. 溶液 1 L 中における水素イオンのモル濃度の逆数の常用対数から求める.	心臓から出る血液の量（心拍出量）と血管の硬さ（末梢血管抵抗）によって求められる, 血管の壁に与える圧力.	リン脂質二重層から構成され, 細胞の内外を仕切っている. 物質の出入りを制御し, 細胞内の恒常性の維持を担う.

1 ｜ 水の分布

　水は，ヒトを含めた多くの生物において最も多い構成成分であり，成人男性では体重の約60％，成人女性では約50％を占める．女性では，体脂肪が多いため水分量が少ない．また，肥満の場合は体脂肪が多くなるので水分量が少なく，やせの場合は水分量が多い．加えて，体内水分量は乳幼児で多く，高齢者で少ない．（表9.1）

表9.1　人体の成分

構成成分	男（％）	女（％）
水分	61	51 *
たんぱく質	17	14
脂質	16	30 *
灰分	5.5	4.5
炭水化物	0.5	0.5
計	100.0	100.0

＊　水分と脂質は変化する（太っている／やせている）．

　水は，五大栄養素のなかには入っていないが，生体にとって最も重要な成分であり，生命を維持していくうえで酸素についで重要な物質である．したがって，水がない状態ではわずか数日で死に至る．

　身体中に含まれる水分のことを**体水分**（total body water）もしくは**体液**（body fluid）といい，生体内の水分の約60％を占める．内訳は，それぞれの細胞内に存在する水分，つまり**細胞内液**が約40％であり，残りが細胞外に存在する**細胞外液**であり，約20％である．

　また，細胞外液の内訳は，細胞と細胞の間を充たしている**間質液**が体重

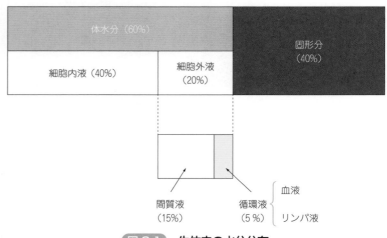

図9.1　生体内の水分分布

の約15%で，残りは循環液と呼ばれ，おもに血液中の血漿成分として存在している（図9.1）.

1.1 水の機能

　水分子は，2個の水素原子と1個の酸素原子で構成されている．水分子では，1個の酸素原子の両側に1個ずつ水素原子が結合している．しかし，互いが均等な力で結合しているのではなく，酸素原子のほうが電子を引きつける力が強い．したがって酸素原子は，水素原子の電子を引き寄せるかたちで結合している．つまり，2個の水素原子がやや+（プラス）に，酸素原子がやや−（マイナス）に帯電していることになる．このために水分子は，酸素原子を中心にして，104.5°の角度がついて折れ線のような構造をしている（図9.2）.これらの化学的特性によって，水が次のようなさまざまな役割をもつのである.

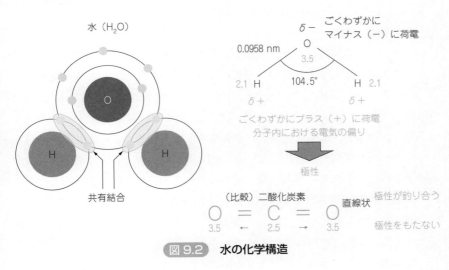

図9.2 水の化学構造

(1) 溶媒としての機能

　溶媒とは，物質（**溶質**）を溶かすことができる液体のことである．溶質が溶媒に溶けた液体のことを**溶液**という.

　水分子では，先述のように2つの水素原子側がやや+（プラス）であり，酸素原子が−（マイナス）である．したがって，食塩（塩化ナトリウム）のような塩に水を加えると，ナトリウムイオン（Na^+）が水分子のマイナス部分に，塩化物イオン（Cl^-）がプラス部分に引き寄せられる．その結果，Na^+やCl^-の周りを水分子が取り囲んだ状態になる．この状態が「溶けている」という状態である（図9.3）.

　このように，水は物質を溶かす力が強く，さまざまな物質の溶媒として機能している．水の溶媒機能により，生体において次に記すような現象を可能にしている.

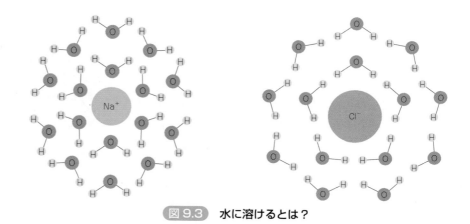

図 9.3　水に溶けるとは？

（a）生体反応の「場」

生体内の反応は溶液状態で起こりうるものなので，水は生体の反応の「場」となり，代謝反応の環境的基盤となっている．

（b）輸送と排泄

水は，各種栄養素や代謝産物を溶解し，それらの体内での移動を可能にする．したがって消化管の栄養素の消化・吸収作用において重要である．

また水は，体内で合成・分泌される物質の溶媒としても機能している．体内で輸送と排泄を担っているのが血液である．血液の約 90% が水分であり，酸素や栄養素を細胞へと運搬する．また血液は，二酸化炭素やほかの老廃物を細胞外に排出している．加えて，ホルモンやほかの調節性の分子を体中に分配し，標的細胞に運ぶことができる．一方，生体内では多くの老廃物が産生されるが，水溶性の老廃物はそのままの形態で排泄され，脂溶性の老廃物については，そのままでは排泄できないので，肝臓で水溶性物質に変換され排泄される．これらの大部分は，腎臓に送られて尿として排出される．水は，そのときの溶媒としても非常に重要である．尿中の尿素などは，この例として重要である．

（c）酸塩基平衡

水は，さまざまな電解質を溶解して，体内の電解質の平衡に重要な役割を果たしている．生体内の化学反応では酸性度が重要であり，その指標になっているのが pH である．pH の幅は，1 から 14 までであり，pH 1 は強酸性，pH 14 は強アルカリ性，そして pH 7 は中性である．生体内の大部分の反応は，中性よりもややアルカリ性である pH 7.4 付近で起こることが多い．しかし，体液があまりにも酸性やアルカリ性であったりすると，化学反応は十分には起こらない．水と溶けている物質は，もともとの酸性度を維持するのに重要である（詳しくは後述の電解質の部分で説明する）．

（2）反応体としての水（図9.4）

　水は生体の化学反応に関与している．その重要な反応は，加水分解反応と脱水縮合反応である．加水分解は，生体内高分子（でんぷんやたんぱく質）に水分子が加わることで切断反応が起こり，より小さな分子に分解される反応である．

　たとえば，マルトース分子と水分子が反応すると，2分子のグルコースができる（図9.5）．逆に，水は2つの分子を結びつける反応にも関与している．つまり，小さな分子（グルコースやアミノ酸）から水分子がとれることによって，より大きな分子が形成される，このような反応のことを**脱水縮合反応**という．このように水自体が反応体として働いている．

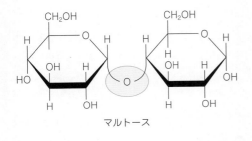

マルトース

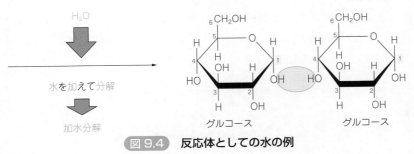

H₂O

水を加えて分解

加水分解

グルコース　　グルコース

図9.4　反応体としての水の例

（3）体温の調節

　水は，ほかの物質に比べ**比熱**（物質1gの温度を1℃上げるのに必要な熱量）が大きい．そのため，熱の変動に対して温度変化が少ない．また，熱伝導率が高く，気化熱が大きい．体温を一定に保つのにこれらの物理的特徴が役立つ．

　具体的には，細胞内の代謝反応などで発生した熱は，水分（血液）の熱伝導により，全身に熱エネルギーを供給している．また，この熱は速やかに体表面に移動して，放射，対流，伝導，そして水の気化熱などで放出することで体温を下げることができる．水の気化熱を利用した体温調節で重要なのは，発汗や不感蒸泄である．

（4）潤滑剤と保護

　水は，潤滑剤や洗剤としての機能をもっている．たとえば，涙は眼の潤

滑剤であり，眼の洗浄にも重要である．関節腔内に含まれている水分は，関節をスムーズに動かすための潤滑剤として機能している．唾液は口内の潤滑剤として機能することで，食物を噛み，味わい，嚥下できる．さらに水は，眼球や脊髄を衝撃から守るクッションとして機能する．たとえば，妊娠期で羊水は胎児に対する保護材の役割を果たしている．

1.2　水分のバランス

体内の水分は，飲料水や食物などから供給される．しかし，水を生体内で蓄えることが難しいので，水分の恒常性を維持するためには，尿や糞，汗などで失われる水分と同量の水分を常に摂取する必要がある（図9.5）.

(1) 水の供給

(a) 食物中の水と飲料水

成人が摂取する水分量は1日約2,200 mLである．その内訳は，飲料水として摂取する水分が1日約1,100 mL，摂取した食品中に含まれる水分が1日約1,100 mLである．

(b) 代謝水

体内ではさまざまな代謝反応が起こるが，その反応の過程で生じる水のことを**代謝水**という．代謝水の総量は成人1日あたり約300 mLである．たとえば，グルコースは1 mol あたり水を6 mol，脂質（ステアリン酸の場合）は1 mol あたり水を18 mol，たんぱく質・アミノ酸（アラニンの場合）は1 mol あたり水を5 mol 生じる（表9.2）.

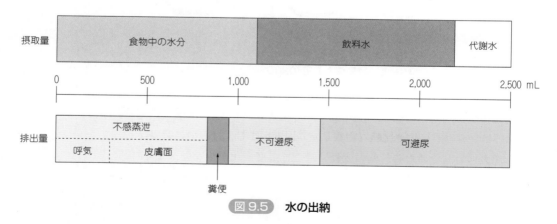

図9.5　水の出納

これを1 gの栄養素あたりに換算すると，糖質では0.58 mL，脂質では1.07 mL，たんぱく質では0.43 mLの水を生じる．

(2) 水の排出

(a) 尿の水

水分は，おもに尿によって排出される．尿量は，摂取した水分量に影響されるが，成人では1日あたり約1,500 mLである．そのうち400〜500

表9.2	代謝水の産生
糖	グルコースからの代謝水の産生 $C_6H_{12}O_6 + 6O_2 \longrightarrow 6CO_2 + 6H_2O$
脂質	ステアリン酸からの代謝水の産生 $C_{18}H_{36}O_2 + 26O_2 \longrightarrow 18CO_2 + 18H_2O$
たんぱく質	アラニンからの代謝水の産生 $2C_3H_7O_2N + 6O_2 \longrightarrow 5CO_2 + 5H_2O + (NH_2)_2CO$

mL は**不可避尿**と呼ばれ，体内の代謝反応によって生じた老廃物を排出させるために必要な尿である．残り約 1,000 mL は**可避尿（随意尿）**と呼ばれ，摂取した水分量に影響される．

(b) 糞便の水

水分は糞中からも排出される．その量は1日あたり約 200 mL である．また消化器系では，消化管粘膜および消化管の付属腺（唾液腺，膵臓，肝臓など）から消化液（唾液，膵液，腸液，胆汁など）が分泌され，そこに含まれる水分は，なんと1日 7,000 mL にも上る．したがって消化管に入る水分は，食物や飲料水などの水分を含めると，1日あたり約 9,200 mL となる．しかし，そのうち大半は小腸と大腸で吸収される．

(c) 皮膚，肺からの水

水分は，皮膚や肺から絶えず水蒸気として失われている．これは，意識と関係なく体内から失われる水分であることから，**不感蒸泄**という．その内訳は，呼気から約 300 mL，皮膚から約 500 mL である．この量は，体のサイズ，気温，湿度そして運動によって変化する．一方，汗は，確かに皮膚から排出されるものであるが，意識と密接に関連していることから，不感蒸泄ではなく**有感蒸泄**である．また汗は，単なる水分ではなく塩分も含んでいるのも特徴である．

1.3　水分のアンバランス

成人での水の摂取量と排出量はともに 2,500 mL で，出納はほぼ平衡に保たれている．しかし，水分の摂取量が不足したり，排泄が過剰になったり，塩分摂取量が増減したり，電解質の代謝異常が起こったりすることによって，体内水分の状態が変化することがある．このような状態のことを**水分のアンバランス**という．

(1) 水分の不足：脱水

脱水とは，体内の水分や塩分（ナトリウム）が欠乏した状態のことである．脱水は欠乏状態によって，**高張性脱水**（水分欠乏性脱水），**低張性脱水**（塩分欠乏性脱水），**等張性脱水**の3種類に分類される（図9.6）．この3つの脱水の名称に含まれている「張」とは，浸透圧（細胞外の浸透圧）のことを意味することを覚えておいてほしい．

（a）高張性脱水（水分欠乏性脱水）

　高張性脱水は，水分摂取が不足したり，尿崩症や糖尿病などで腎臓からの水分が大量に排出されたり，不感蒸泄が増加したときに起こる．この状態のときは，塩分以上に水分が過剰に体外に排出される．したがって**水分欠乏性脱水**ともいう．そうなると，血漿中の水分が低下し，塩分濃度が増加して,血漿浸透圧が高い状態（これを**高張性**という）になる．その結果,浸透圧を一定に保つために，細胞内液から血漿へと水分が移動して，細胞内液量が減少し,脱水症になる（図 9.6a）．症状は,口渇感（のどの渇き），尿量減少，筋力低下，眼球陥凹などがある．循環血漿量の低下は少ないため，血圧は正常である．

（b）低張性脱水（塩分欠乏性脱水）

　低張性脱水は，大量発汗，嘔吐や下痢などによって，体液損失が起こったときに，水分のみを補給した場合に生じる．この状態のときは，水分よりも塩分が多く体外に排出されてしまうために，血漿中の塩分濃度が低下して血漿浸透圧が低い状態（これを**低張性**という）になる．したがって**塩分欠乏性脱水**ともいう．その結果，浸透圧を一定に保つために，血漿から細胞内液に水分が移動し，細胞内液量が増加する（図 9.6b）．循環血漿量は減少するので，血圧が低下して脱水になる．症状は，血圧低下による立ちくらみ（起立性低血圧）や倦怠感,脳浮腫などの循環器症状を呈する．ただし，水分は補給されているので口渇感は少ない．

（c）等張性脱水（混合性脱水）

　等張性脱水は，高張性脱水（水分欠乏性脱水）と低張性脱水（塩分欠乏性脱水）の混合型である．つまり，水分も塩分も両方欠乏することによって生じる脱水であり，臨床的に最もよく見られる脱水である．発汗過多，

Column

熱中症と脱水症

　夏の猛暑というか酷暑が例年のこととなった今日この頃．ニュースでは，熱中症アラートなるものも出されるようになった．さて，熱中症とはいったいどのような現象なのだろうか？脱水症と何が違うのであろうか？

　熱中症とは，高温環境の下で起こる全身障害の総称である．それに対して，脱水症は必ずしも暑いときにばかり起こるものではない．脱水症で体水分量が減少すると，発汗は抑制される．

汗は，体熱を外に放散する役割があるため，汗をかかないと熱が体にこもってしまう．したがって，脱水症の人が高温環境にさらされた場合，発汗できないがゆえに体熱を放散できず体温が上がってしまう．そうなると，体温上昇，めまい，倦怠感，けいれんや意識障害などの症状が起こり，最悪は死に至る．これらのことから，夏はこまめに水分を摂るように心がけなければならない．

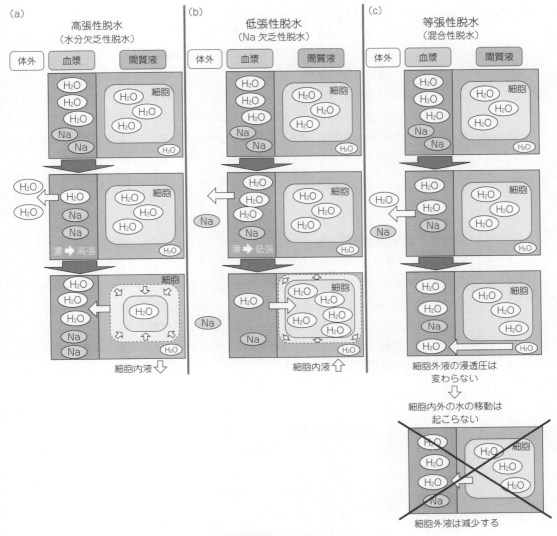

(a) 高張性脱水
（水分欠乏性脱水）

(b) 低張性脱水
（Na欠乏性脱水）

(c) 等張性脱水
（混合性脱水）

細胞内液 ⇩

細胞内液 ⇧

細胞外液の浸透圧は
変わらない
⇩
細胞内外の水の移動は
起こらない

細胞外液は減少する

図 9.6　脱水について

下痢，嘔吐などによる循環血液量の減少によって起こる．このとき，細胞外液は減少し，細胞内液は減少しない（図 9.6c）．症状は血圧低下，冷汗，脱力感などである．

(2) 水分の過剰：浮腫（むくみ）

　体水分が過剰な状態とは，水分出納が正の状態であり，**浮腫**または**水腫**という．浮腫は，細胞間液量が異常に増加した状態である．水分の過剰摂取（多飲）や輸液などによる水分過剰摂取，腎障害などの排泄異常状態，循環機能不全（心不全）や栄養不良で起こる．浮腫を起こした皮膚面を指などで抑えると，くぼみができる．浮腫は，毛細血管圧が上昇したり，血漿膠質浸透圧が低下したり，組織圧が低下したりすることで起こる．

　体液の交換には，末梢の毛細血管の血圧と**血漿膠質浸透圧**（血漿のアル

ブミンなどのたんぱく質によって生じる浸透圧）の２つの圧力が関係している．血管では血流により血管壁が常に押されている．この圧力を**血圧**という．通常，動脈側の毛細血管の血圧は，**膠質浸透圧**よりも高いため，血漿の水分は**細胞間液**に移動しやすい．一方，静脈の毛細血管の血圧は血漿膠質浸透圧よりも低いため，細胞間液の水分は**血漿**側へと移行しやすい．浮腫の場合，血漿中のアルブミン濃度が低下し，膠質浸透圧が低下する．その結果，動脈の毛細血管から細胞間液への水の移行が増加し，静脈の毛細血管への水分の移行が低下するため，細胞間液の水分量が増加する．

2 ｜ 電解質

2.1　電解質とは

電解質とは，水などの溶媒中に溶かしたときに，陽イオンや陰イオンに電離する物質のことをいう．体液には，Na^+（ナトリウムイオン）やK^+（カリウムイオン）のほかにもさまざまな電解質が含まれている．したがって，生体内では水と電解質はセットとして考える必要がある．

電解質は，①体内水分の変動を調節し水分分布を正常に維持すること，②体液の浸透圧を維持すること，③pHを一定にして酸塩基平衡を保つこと，④細胞内外の水や物質の出入りなど，多くの重要な役割を果たす．

2.2　人体の電解質組成

人体の電解質組成は細胞内外で異なる．細胞内外を隔てる細胞膜にはチャネルやポンプがあり，それらを通して電解質の出入りが行われている．この出入りは，選択的透過性をもつために，電解質の濃度差が生じる．

たとえば，細胞内液には陽イオンとしてK^+，Mg^{2+}（マグネシウムイオン），陰イオンとしてHPO_4^{2-}（リン酸イオン），たんぱく質などが多い．細胞外液には，陽イオンとしてNa^+，陰イオンとしてCl^-（塩化物イオン）やHCO_3^-（重炭酸イオン）が多い（図9.7）．また細胞間液（間質液）は，毛細血管を介して血漿と隔てられている．たんぱく質などの高分子は毛細血管の内皮細胞を透過できないが，電解質のような低分子物質は自由に透過できる．したがって血漿と細胞間液では，たんぱく質以外の電解質の組成は類似している（図9.8）．

2.3　酸塩基平衡

体液や血液のpHは，7.35～7.45の範囲で厳密に調節されている．電解質のみならず，エネルギー代謝などの代謝の途中で産生される有機酸も関与している．生じた有機酸は，体内の緩衝作用によってpHが変動しないように調節されている．しかし，酸塩基平衡が異常となり，動脈血のpH

カリウム（K）は細胞内液に，ナトリウム（Na）は細胞外液に
イオンとして最大濃度存在する

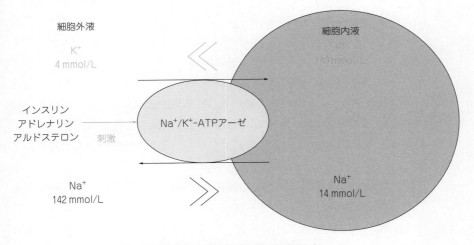

細胞内外の浸透圧調節，電位の形成，酸塩基調節など

図9.7 **細胞内外のナトリウムイオン（Na⁺）とカリウムイオン（K⁺）**

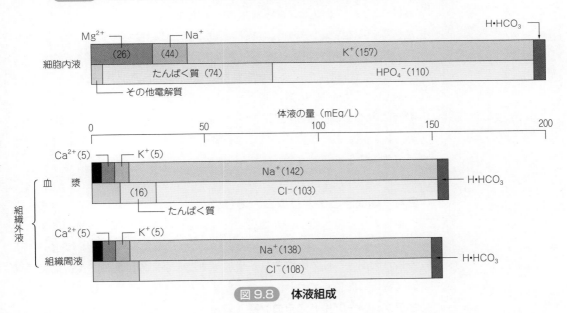

図9.8 **体液組成**

が7.45以上になると**アルカローシス**（alkalosis：アルカリ血症），7.35を
下回ると**アシドーシス**（acidosis：酸血症）になる．

pH 7.00〜7.35は化学的には酸性ではないが，生理的には細胞が正常に
機能するための至適な水素イオン濃度（pH）を下回っていることから**生
理的アシドーシス**という．このようなアシドーシスやアルカローシスは，
おもに肺や腎臓における緩衝作用の異常によって起こる．

（1）肺による緩衝作用とその異常（呼吸性アシドーシスと呼吸性アルカローシス）

　血漿中の CO_2 濃度は呼吸によって変動する．呼吸数の減少やガス交換能の低下によって，体外への CO_2 排泄が減少した結果，体内の CO_2 が増加する．それにより体内の炭酸（H_2CO_3）が増加すると，$H_2CO_3 \rightleftharpoons H^+ + HCO_3^-$ の平衡が崩れて H^+ が増加し，pH が低下する．このような状態を**呼吸性アシドーシス**という．一方，過換気（呼吸数や換気量の亢進した状態）になると，CO_2 の排泄が増加し，体内の CO_2 が減少した結果，H_2CO_3 が減少して，H^+ の減少，pH の上昇につながる．これを**呼吸性アルカローシス**という．

（2）腎臓による緩衝作用とその異常（代謝性アシドーシスと代謝性アルカローシス）

　腎臓では，H^+ や HCO_3^- の再吸収を制御することによって，血液や体液中の pH を調節している．しかし，血液中の HCO_3^- 濃度が減少すると，pH が低下する．そのような状態のことを**代謝性アシドーシス**という．これは，腎臓での HCO_3^- 再吸収障害や下痢などによる HCO_3^- の体外排出促進によって起こる．また，体内における酸性代謝産物の産生増加，体外からの酸負荷の増大によっても代謝性アシドーシスを呈する．代謝性アシドーシスは，糖尿病によるケトン体の蓄積（**ケトアシドーシス**），慢性腎不全などによる H^+ の排泄障害や H^+ の過剰な再吸収，重炭酸イオンの再吸収障害などの代謝性疾患に起因する場合が多い．ちなみに「代謝性」は，おもに腎臓における調節のことを意味しているので「腎性」と置き換えて考えてみるとわかりやすい．

2.4　高血圧とナトリウム，カリウム

　塩分の摂取量の増加が高血圧と密接に関係することは，一般的によく知られている．これは，食事中の塩分の大部分が食塩（NaCl：塩化ナトリウム）であり，Na^+ の摂取量が増加することが原因である．Na^+ は血圧調節と密接に関連しており，そのメカニズムで重要なものに**レニン・アンギオテンシン・アルドステロン系**（図 9.9）がある．

　血圧や血漿中の Na^+ 濃度が低下すると，腎臓の傍糸球体細胞から**レニン**が分泌される．レニンはプロテアーゼ活性（たんぱく質分解活性）をもっており，肝臓から血中に分泌されたアンギオテンシノーゲンがレニンによって切断されると，**アンギオテンシンI**となる．アンギオテンシンIは，肺に存在するアンギオテンシン変換酵素によってさらに切断されて，**アンギオテンシンII**となる．アンギオテンシンIIは，末梢血管を収縮させて血圧を上昇させるとともに，副腎皮質ホルモンの一種である**アルドステロン**の分泌を誘導する．アルドステロンは，大腸や腎臓の尿細管における Na^+

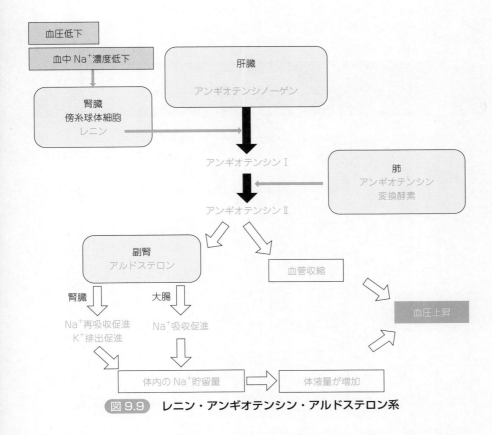

図9.9　レニン・アンギオテンシン・アルドステロン系

再吸収を促進するとともに，腎臓における K^+ の排出を促進する．これらの結果，体内の Na^+ 貯留量が増加し，体液量が増加することで血圧が上昇する．逆に血漿中の Na^+ 濃度が増加すると，レニンの分泌が抑えられ，アンギオテンシン I，II の産生が減少し，アルデステロンの分泌が抑制された結果，血圧は低下する．

　食塩摂取量の増加が長期的に継続すると，体内の Na^+ 貯留量が増大することにより，腎臓における Na^+ 排泄能力が低下するだけでなく，レニン・アンギオテンシン・アルドステロン系の調節異常も重なり，高血圧になるものと考えられる．しかし，高血圧症の患者が必ずしも Na^+ 摂取過剰というわけではなく，高血圧は遺伝的要因も大きいと考えられる．

　一方，カリウム（K^+）は，Na^+ 排泄を促すことで血圧が低下すると考えられている．逆に，K^+ 摂取不足や体内 K^+ 量の減少が高血圧を引き起こす．したがって Na^+ を多く摂取する場合は，K^+ をともに摂取することで，細胞内の K^+ の減少を防ぐ必要がある．

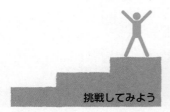

挑戦してみよう

復習問題を解いてみよう
https://www.kagakudojin.co.jp

第10章

エネルギー代謝

この章で学ぶポイント

★エネルギー消費の構成について理解しよう.

★臓器によってエネルギー消費量が異なることを理解しよう.

★エネルギー消費量を測定する方法について理解しよう.

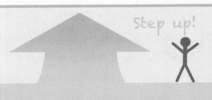

Step up!

ちょっと ◆学ぶ前に復習しておこう◆

熱 量	比 熱	骨格筋	クレアチン
温度の元となるエネルギー. 熱量は温度が高いほど大きく, その量が多いほど大きい. 同じ量・温度でも, 素材によって熱量は異なる.	物質1gの1℃分の熱量を比熱という. たとえば, 水1gを1℃温めるには4.2 Jの熱量が必要になる.	筋肉の1種. 骨格に沿って分布し, 身体活動を支える. 自分の意志で動かせることから随意筋とも呼ばれる.	95%が筋中に存在する. クレアチンからクレアチンリン酸がクレアチンキナーゼ（CK）の作用により生成されると, ATPが産生される.

1 ｜ エネルギー代謝の概念

1.1　生命活動とエネルギー

　生命機能の維持や身体活動などの生命活動には，エネルギーが必要である（表 10.1）．ヒトは食事から摂取したエネルギー産生栄養素を酸化・分解して，エネルギーを獲得する．さらに，エネルギーを化学エネルギー，熱エネルギー，電気エネルギー，機械エネルギーに変換して利用する．体内におけるエネルギーの産生から消費に至るまでの物質代謝について，エネルギーの観点から把握することを**エネルギー代謝**（energy metabolism）という．

表 10.1　**エネルギー代謝の概略**

	学習のポイント	
	エネルギー消費の構成ごと	エネルギー消費全体
基礎代謝	・基礎代謝量の推定方法 ・基礎代謝量に影響を及ぼす因子（体表面積，体重，年齢，性別，気温，身体の状態など） ・臓器別のエネルギー代謝	・エネルギー代謝の測定方法（直接測定法，呼気ガス分析法，二重標識水法など） ・呼吸商の定義
身体活動	・身体活動強度の指標の種類と定義（METs，PAL，RMR，Afなど）	
食後の熱産生	・エネルギー産生栄養素の種類による熱産生の違い	

1.2　エネルギーの単位

　国際単位系（International System of Units：SI）におけるエネルギーの単位は，**ジュール**（**J**）である．ジュールは「1 ニュートンの力がその力の方向に物体を 1 メートル動かすときの仕事」と定義される．しかし，エネルギーの単位として，J よりも慣習的に**カロリー**（**cal**）が用いられることが多い．カロリーは「水 1 g を 1 気圧のもとで 1℃ 上昇させるのに必要な熱量」と定義される．FAO/WHO 合同特別専門委員会報告による cal と J の関係は，1 kcal = 4.184 kJ で表される．「**日本人の食事摂取基準（2020 年版）**」と「**日本食品標準成分表 2020 年版（八訂）**」のいずれにもこの式が用いられている．また「日本食品標準成分表 2020 年版（八訂）」に記載するエネルギーの単位として，kcal と kJ が併記されている．

1.3　物理的燃焼値と生理的燃焼値

（1）物理的燃焼値

　栄養素のエネルギー量は，図 10.1 に示すボンベ熱量計を用いて測定す

日本人の食事摂取基準（2020 年版）
国民の健康の保持・増進，生活習慣病の予防のためにエネルギーおよび栄養素の摂取量の基準を示すものである．5 年ごとに改定される．

日本食品標準成分表 2020 年版（八訂）
国民が日常摂取する食品の成分に関する基礎データが記載されたもの．2,478 食品のデータが収載されている．

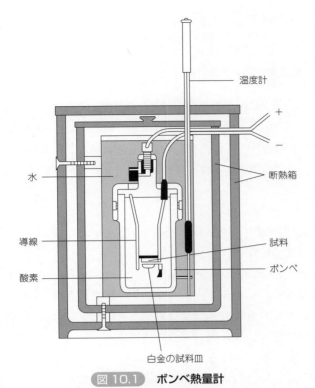

温度計

断熱箱

水

導線

酸素

試料

ボンベ

白金の試料皿

図 10.1 **ボンベ熱量計**

灘本知憲，沖佐輝子編，『基礎栄養学 第 4 版』，化学同人（2015），p.139 より．

ることができる．容器内に酸素を満たした高圧状態で，試料を完全に燃焼
し，発生した熱を周囲の水に伝え，水温上昇から熱量を算出する方法であ
る．このように物理的方法によって得る熱量を**物理的燃焼値**という．エネ
ルギー産生栄養素 1 g あたりの物理的燃焼値は，たんぱく質：5.65 kcal/g,
糖質：4.10 kcal/g, 脂質：9.45 kcal/g である．

(2) 生理的燃焼値

　摂取した栄養素を完全に利用することができれば，生体が利用できる燃
焼値は物理的燃焼値と一致する．しかし，栄養素の消化・吸収率は必ずし
も 100% ではない．また，たんぱく質が代謝されると，尿素，アンモニア，
クレアチニンなど，たんぱく質由来のエネルギーをもつ窒素化合物が尿に
排泄される．一方，吸収された糖質と脂質は，完全に酸化・分解され，
CO_2 と H_2O に変換される．このように，生体が利用できる燃焼値は，消化・
吸収されない量と尿に排泄される量を物理的燃焼値から引いた値となる．
これを**生理的燃焼値**という．エネルギー産生栄養素の消化・吸収率の平均
をたんぱく質：92%, 糖質：98%, 脂質：95% とし，尿に排泄されるたん
ぱく質由来の燃焼値を 1.25 kcal/g として考慮すると，エネルギー産生栄
養素 1 g あたりの生理的燃焼値は，たんぱく質：4 kcal/g, 糖質：4 kcal/g,
脂質：9 kcal/g となる．これを**アトウォーター係数**といい，食品のエネル

ギー含量の算出に利用されている.

2 | エネルギー消費量

　私たちは，静かに座ったり横たわったりしていても，エネルギーを消費する. 体を動かせば，その強さと時間に比例してエネルギーを消費する. 食後の熱産生もエネルギー消費によるものである. このようにエネルギー消費量は，基礎代謝量，身体活動によるエネルギー消費，食後の熱産生から構成される.

2.1　基礎代謝量

(1) 基礎代謝の定義

　基礎代謝（basal metabolism：**BM**）とは，身体機能を維持していくために必要な最小のエネルギー消費をさす. **基礎代謝量**（basal metabolic rate：**BMR**）は，食後 12 時間以上経過した早朝空腹時に，快適な室温のもと，覚醒した状態で安静に仰向け（安静仰臥位）になって測定される. 基礎代謝量のうち，骨格筋，肝臓，脳はそれぞれ約 20%，心臓と腎臓は約 8% を占め，これらの臓器の合計は基礎代謝量の約 80% である. したがって，基礎代謝量を測定しなくても，**除脂肪体重**（lean body mass：**LBM**）がわかれば，基礎代謝量を精度高く推定することが可能である. 「日本人の食事摂取基準（2020 年版）」においては，基礎代謝量を推定するために，性・年齢別に体重 1 kg あたりの**基礎代謝基準値**が示されている（表

表 10.2　参照体重における基礎代謝量

性別	男　性			女　性		
年齢 （歳）	基礎代謝基準値 （kcal/kg 体重 / 日）	参照体重 （kg）	基礎代謝量 （kcal/ 日）	基礎代謝基準値 （kcal/kg 体重 / 日）	参照体重 （kg）	基礎代謝量 （kcal/ 日）
1 〜 2	61.0	11.5	700	59.7	11.0	660
3 〜 5	54.8	16.5	900	52.2	16.1	840
6 〜 7	44.3	22.2	980	41.9	21.9	920
8 〜 9	40.8	28.0	1,140	38.3	27.4	1,050
10 〜 11	37.4	35.6	1,330	34.8	36.3	1,260
12 〜 14	31.0	49.0	1,520	29.6	47.5	1,410
15 〜 17	27.0	59.7	1,610	25.3	51.9	1,310
18 〜 29	23.7	64.5	1,530	22.1	50.3	1,110
30 〜 49	22.5	68.1	1,530	21.9	53.0	1,160
50 〜 64	21.8	68.0	1,480	20.7	53.8	1,110
65 〜 74	21.6	65.0	1,400	20.7	52.1	1,080
75 以上	21.5	59.6	1,280	20.7	48.8	1,010

厚生労働省，「日本人の食事摂取基準（2020 年版）」(2020)，p.74 より.

10.2).

　該当する基礎代謝基準値に体重を乗じることで，基礎代謝量を推定することができる．この基礎代謝基準値は，基準体位において推定値と実測値が一致するように決定されている．このため，体脂肪の多い肥満者では基礎代謝量を**過大評価**，体脂肪の少ないやせでは**過小評価**する可能性がある．

(2) 基礎代謝に影響をおよぼす因子

　基礎代謝量は，体表面積，体重，年齢，性別，気温，身体の状態など，さまざまな因子の影響をうける．

　まず体格の影響について，体熱放散のほとんどは体表面から行われるため，体表面積が大きくなるほど体熱維持のために基礎代謝量も増える．また，体組織の量に比例するため，体重が重くなるほど基礎代謝量も増える．

　下記の式を用いて，基礎代謝基準値と体重から基礎代謝量を推定することができるのは，この比例関係があるためである．

基礎代謝量（kcal/日）= 基礎代謝基準値（kcal/kg/日）× 体重（kg）

　体重1kgあたりの基礎代謝量は，図10.2に示すように年齢とともに低下していき，成長期を終えると低値で一定となる．これは，成人にくらべて成長期には体重に占める除脂肪体重の割合が高く，成長に必要な体合成が盛んになるためである．

　同年齢階級で比較すると，基礎代謝基準値と基礎代謝量のいずれも男性のほうが女性よりも高値である．これは，一般に男性のほうが骨格筋量が多く，体脂肪率が低いことによる．女性においては，体温は月経中に低く，黄体期に高くなるため，黄体期には月経期よりも基礎代謝量が大きくなる．妊娠時には，基礎代謝量は妊娠後期に大きく増大する．

国家試験ワンポイントアドバイス
基礎代謝量を増大させる因子，低下させる因子について確認しておこう．

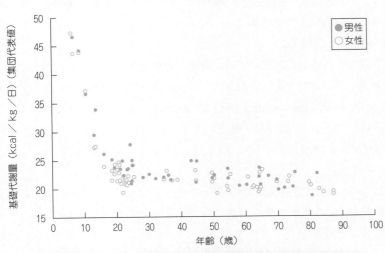

図10.2　**日本人における基礎代謝量の報告例（集団代表値）**
厚生労働省，「日本人の食事摂取基準（2020年版）」(2020)，p.74より．

体熱産生は気温の影響をうけ，冬の基礎代謝量は夏よりも大きくなる．低温にさらされると体熱産生が亢進し，高温では体熱産生が抑制されるためである．

2.2　安静時代謝量，睡眠時代謝量

（1）安静時代謝量

覚醒した安静な状態の代謝量を**安静時代謝量**という．基礎代謝量の測定に必要な条件には縛られず，一般には快適な室温のもと，椅子に座り，覚醒した安静な状態で測定が行われる．内臓の活動，椅子に座ることによる骨格筋の緊張があるため，座位安静時代謝量は基礎代謝量よりおよそ10%大きくなる．

（2）睡眠時代謝量

睡眠時の代謝量を**睡眠時代謝量**という．覚醒していないため，骨格筋が弛緩しており，骨格筋におけるエネルギー消費量が少なくなる．しかし，就寝前の食事の影響をうけると，内臓の活動や体熱産生によるエネルギー消費量が多くなる．睡眠時の平均的な代謝量は基礎代謝量と概ね等しい．

2.3　活動時代謝量

1日のエネルギー消費量には，歩行，作業，運動，姿勢の維持など，身体活動によるエネルギー消費量が含まれる．身体活動が強度になるほど，エネルギー消費量は増える．このような，さまざまな筋活動を伴う身体活動によるエネルギー消費量を**活動時代謝量**という．活動時代謝量が基礎代謝量や安静時代謝量の何倍に相当するかという身体活動強度がわかれば，エネルギー消費量を定量化することができる．身体活動強度の指標として，メッツ（**METs**），動作強度（**Af**），エネルギー代謝率（**RMR**），身体活動レベル（**PAL**）などがある．

（1）メッツ（METs）

各種の身体活動や運動による代謝量が座位安静時代謝量の何倍にあたるかを表すことができる．この方法では，身体活動の強度の単位として**メッツ**（metabolic equivalents：**METs**）が用いられる．表 10.3 におもな身体活動の METs を記した．皿洗いで 1.8 メッツ，掃き掃除で 2.3 メッツ，時速 4.5 〜 5.1 km での歩行で 3.5 メッツ，ランニング（6.4 km/h）で 6.0 メッツとなる．

1.0 メッツは酸素摂取量で約 3.5 mL/kg/ 分に相当し，酸素 1.0 L の消費は約 5.0 kcal のエネルギー消費に相当する．したがって，1.0 メッツの身体活動で 1 時間過ごしたときの体重 1 kg あたりのエネルギー消費量は，ほぼ 1.0 kcal/kg/ 時に相当する．メッツに実施時間を乗じたメッツ・時は，身体活動の量を表す単位となる．さらに，メッツ・時に体重を乗じると，

表10.3　生活活動のメッツ表

メッツ	生活活動の例
1.8	皿洗い，アイロンがけ，トイレ，立位（会話，電話，読書），座位（学校の授業）
2.0	調理や食材の準備，洗濯，授乳，シャワーを浴びる，歩行（家の中，3.2 km/時未満）
2.3	掃き掃除，魚をさばく，食料品の買い物，動物の世話，ピアノの演奏
2.5	モップがけ，調理や食事の準備，ペットへの餌やり，植物への水やり，子どもの世話
2.8	子ども・動物と遊ぶ（立位），歩行（3.2 km/h）
3.0	子どもの世話（立位），ギターの演奏（立位）
3.3	掃除機をかける，木彫りの工芸品をつくる，スポーツ観戦（身体の動きをともなう）
3.5	洗車，窓掃除，手や膝をついて床磨き，庭の草抜き，歩行（4.5〜5.1 km/h）
4.0	自動車の整備，屋根の雪下ろし，剪定バサミで木の刈込み，ベビーカーを押しながら歩く，ゆっくり階段を上る，自転車に乗る（16.1 km/h 未満）
4.3	かがんで花を植える，歩行（5.6 km/h）
5.0	側溝の掃除，シャベルで砂を掘る，歩行（6.4 km/h）
5.5	芝刈り，シャベルで土や泥をすくう
6.0	のこぎりで硬材を切る，シャベルで雪かき
7.0	バックパックを背負って歩く，歩行（7.2 km/h）
8.0	自転車に乗る（19.3〜22.4 km/h），ハシゴを昇る

メッツ	運動の例
3.0	ボウリング，フリスビー，セーリング
4.0	カーリング，卓球，バレーボール
4.8	ゴルフ，タップダンス
5.0	ソフトボール，野球，スケートボード，シュノーケリング
5.5	社交ダンス，乗馬
6.0	チアリーディング（競技），フェンシング，水上スキー，ランニング（6.4 km/h）
6.5	バスケットボール，競歩
7.0	サッカー，スキューバダイビング，スキー
7.3	テニス，スカッシュ，エアロビックダンス
8.0	アメリカンフットボール，アイスホッケー，ラクロス，シンクロナイズドスイミング
8.3	ラグビー（試合），ランニング（8.0 km/h）
10.0	クロール（速い），水球
12.8	ボクシング，ランニング（14.5 km/h）

国立健康・栄養研究所，「改訂版 身体活動のメッツ（METs）表」（2012）より．

簡易にエネルギー消費量を求めることができる．たとえば，体重70 kgの人が1.0メッツで1時間過ごしたときのエネルギー消費量は70 kcal，体重60 kgの人では60 kcalとなる．

（2）動作強度（Af）

　日常の動作の強度が基礎代謝の何倍にあたるかを，1 分あたりの指数で示したものを**動作強度**（activity factor：**Af**）という．座位安静時代謝量は基礎代謝量よりおよそ 10% 大きくなるため，Af はメッツの 1.1 倍の値となる．「日本人の食事摂取基準（2010 年版）」以降は，身体活動強度の指標として Af に代えてメッツが用いられている．

（3）エネルギー代謝率（RMR）

　活動に必要としたエネルギー消費量が基礎代謝量の何倍にあたるかを示した活動強度を**エネルギー代謝率**（relative metabolic rate：**RMR**）という．次式に示すように，まずエネルギー消費量から安静時代謝量を差し引いて活動代謝量を求め，その活動代謝量を基礎代謝量で除した値である．

　　エネルギー代謝率
　　　＝（活動時のエネルギー消費量－安静時代謝量）/ 基礎代謝量
　　　＝ 活動代謝量 / 基礎代謝量

　エネルギー代謝率は，体格，性別，年齢が考慮されている基礎代謝量を基準としていることから，体格，性別，年齢に関係なく身体活動強度の指標として利用することができる．

（4）身体活動レベル（PAL）

　次式に示すように，エネルギー消費量を基礎代謝量で除した値を**身体活動レベル**（physical activity level：**PAL**）という．

　　身体活動レベル
　　　＝ エネルギー消費量（kcal/日）/ 基礎代謝量（kcal/日）

　身体活動レベル，基礎代謝基準値，体重を用いて，次式に示す方法で推定エネルギー必要量を算出することができる．

　　推定エネルギー必要量（kcal/日）
　　　＝ 基礎代謝基準値（kcal/kg/日）× 体重（kg）× 身体活動レベル

　「日本人の食事摂取基準（2020 年版）」においては，表 10.4 に示すように，身体活動レベルを**低い**（Ⅰ），**ふつう**（Ⅱ），**高い**（Ⅲ）の 3 種類に設定している．

　低い（Ⅰ）は 1.50 PAL（範囲は 1.40 ～ 1.60 PAL），ふつう（Ⅱ）は 1.75 PAL（1.60 ～ 1.90 PAL），高い（Ⅲ）は 2.00 PAL（1.90 ～ 2.20 PAL）に該当する．

国家試験ワンポイントアドバイス
食事誘発性熱産生は，同じ重量で比べると，糖質，脂質よりもたんぱく質のほうが大きい．

2.4　食事誘発性熱産生（DIT）

　食後にはエネルギー代謝が亢進し，体温が上昇する．この食後の現象を**食事誘発性熱産生**（diet induced thermogenesis：**DIT**）という．以前は

表10.4 身体活動レベル別に見た活動内容と活動時間の代表例

身体活動レベル	低い（Ⅰ） 1.50（1.40〜1.60）	ふつう（Ⅱ） 1.75（1.60〜1.90）	高い（Ⅲ） 2.00（1.90〜2.20）
日常生活の内容	生活の大部分が座位で，静的な活動が中心の場合	座位中心の仕事だが，職場内での移動や立位での作業・接客等，通勤・買い物での歩行，家事，軽いスポーツのいずれかを含む場合	移動や立位の多い仕事への従事者，あるいは，スポーツ等余暇における活発な運動習慣をもっている場合
中程度の強度（3.0〜5.9メッツ）の身体活動の1日当たりの合計時間（時間/日）	1.65	2.06	2.53
仕事での1日当たりの合計歩行時間（時間/日）	0.25	0.54	1.00

厚生労働省，「日本人の食事摂取基準（2020年版）」（2020），p.76より.

特異動的作用（specific dynamic action：SDA）と呼ばれていた．摂取エネルギーの約10％がDITとして消費され，おもに栄養素の消化，吸収，運搬，代謝にともなって発生する熱と考えられている．

　DITはたんぱく質の摂取後に顕著であり，単独でたんぱく質を摂取したときのDITは摂取エネルギーの約30％にもなる．糖質のみでは約6％，脂質のみでは約4％である．通常の食事の場合は約10％になる．また，カプサイシンなどの摂取による熱産生もDITに含まれる．

エネルギー出納と体重

Column

　体重の増減には，エネルギー摂取量とエネルギー消費量との関係が大きく関与する．成人において，エネルギー摂取量とエネルギー消費量が等しいとき，体重は増えも減りもせず，一定に保たれる．エネルギー摂取量がエネルギー消費量よりも多い状態が続けば，体重は増えていく．また，エネルギー摂取量がエネルギー消費量よりも少ない状態が続けば，体重は減っていく．しかし，エネルギー摂取量がエネルギー消費量よりも一定量少ない状態が長期間に渡って続くと，体重減少に伴ってエネルギー消費量が変化するため，やがて体重減少は頭打ちになる．体重変動がないと，一見，健康的な食生活を送っ

ているように思えるかもしれない．しかし，肥満者でもやせの者でも体重変動がない場合は，肥満，やせの状態が続いているのである．

　以上の考え方に基づき，「日本人の食事摂取基準（2020年版）」では，望ましいBMIを維持できるエネルギー摂取量を望ましいエネルギー摂取量としている．では，具体的に何kcal/日を摂取すればよいのだろうか．その方法のひとつとして，まず基礎代謝量，体重，身体活動レベル（PAL）から求めた推定エネルギー必要量の食事を続け，体重変動に応じて摂取量を調整していけばよい．

3 │ 臓器別エネルギー代謝

　臓器によって利用できるエネルギー産生栄養素，主となるエネルギー産生栄養素の代謝経路，臓器の維持や機能の発揮に必要なエネルギー量などが異なる．表 10.5 は体重 70 kg の人における安静時の臓器別エネルギー消費量のモデルを示したものである．臓器によって基礎代謝率が異なるうえ，臓器重量を乗じたエネルギー消費量も異なる．

表 10.5　安静時における臓器別のエネルギー消費量

	重量 (kg)	基礎代謝率 (kcal/kg/ 日)	エネルギー消費量 (kcal/ 日)	割合 (%)
骨格筋	28.0	13	364	22
脂肪組織	15.0	4.5	67	4
肝臓	1.8	200	360	21
脳	1.4	240	336	20
心臓	0.33	440	145	9
腎臓	0.31	440	136	8
その他	23.16	12	278	16
合計	70.0	28	1686	100

D. Gallagher et al., Organ-tissue mass measurement allows modeling of REE and metabolically active tissue mass., *Am. J. Physiol.*, **275**, E249（1998）をもとに作成.

3.1　肝　臓

　肝臓はグリコーゲン合成，糖新生，脂肪酸合成，コレステロール合成，β 酸化，ケトン体合成，たんぱく質合成，アミノ酸異化代謝などエネルギー産生栄養素の代謝に大きな役割を果たす臓器である．尿素回路や解毒などの役割も担うため，基礎代謝率は 200 kcal/kg/ 日と高い．また，大きな臓器でもあるために，基礎代謝量に占めるエネルギー消費量の割合は約 20 % と高い．

3.2　骨格筋，心臓

　基礎代謝量は骨格筋の利用を最小限にした状態で測定しているため，骨格筋の基礎代謝率は 13 kcal/kg/日と低い．しかし，骨格筋は体重の約 40% を占めるため，安静時であっても骨格筋全体のエネルギー消費量の割合は全体の約 20% と高い値を示す．

　心臓は安静時であっても常に拍動しているため，基礎代謝率は 440 kcal/kg/ 日と最も高い臓器のひとつである．

　運動時には，骨格筋の収縮にエネルギーを大量に消費する．また，心臓の拍動数も増えるため，心臓のエネルギー消費量も増大する．

3.3 脂肪組織

脂肪組織のうち大部分を占める白色脂肪組織は，脂肪酸合成およびトリグリセリド貯蔵がおもな役割である．脂肪組織の基礎代謝率は 4.5 kcal/kg/ 日と最も低い臓器である．ただし，重量が体重の約 20% を占めるため，基礎代謝量に占めるエネルギー消費量の割合は約 4% となる．

3.4 脳

脳の主要なエネルギー源はグルコースである．絶食時にはケトン体も利用する．脳の基礎代謝率は 240 kcal/kg/ 日と高い．重量は体重の 2% 程度でしかないが，脳のエネルギー消費量の割合は全体の約 20% と最も高い臓器のひとつである．

4 │ エネルギー代謝の測定法

エネルギー代謝を測定する方法には，大別して直接測定法と間接測定法がある．直接測定法とは，身体から発散する熱量を直接測定する方法である．間接測定法とは，呼気ガスや尿中の化合物などの値からエネルギー消費量を算出する方法である．

4.1 直接測定法

外気の熱の影響をうけない部屋に対象者が入り，室内を循環する水に対象者が発する熱量を吸収させることで，水温上昇と水量からエネルギー量を測定する方法である．代表的な装置として，アトウォーター・ローザ・ベネディクト熱量計がある．この方法では，大規模な装置を必要とする．

4.2 呼気ガス分析法

採取した呼気中の酸素および二酸化炭素の濃度を測定することにより，酸素消費量と二酸化炭素排出量を算出し，エネルギー代謝を推定する方法である．かつては，一定時間の呼気ガスを集めるダグラスバッグ法が利用されていた（図 10.3）．

現在では，呼吸マスクをガス分析機に繋ぎ，コンピュータを用いて呼気ガスを自動的に測定することができる．この方法では，対象者は呼吸マスクをつけるだけでよく，一定時間でもリアルタイムでもエネルギー代謝を求めることができる．また，大掛かりな装置が必要ではあるが，ヒューマンカロリーメーター（エネルギー代謝測定室）では，日常生活がシミュレーションできるよう机，ベッド，トイレなどを備えた部屋で，室内の酸素および二酸化炭素濃度を測定することができる．24 時間以上の日常生活におけるエネルギー代謝のほか，ある活動内容，食事，室内環境などさまざ

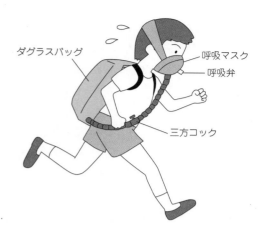

ダグラスバッグ

呼吸マスク

呼吸弁

三方コック

図 10.3 **ダグラスバッグ法**

灘本知憲，沖佐輝子 編，『基礎栄養学 第 4 版』，化学同人（2015），p.148 より．

まな条件下でのエネルギー代謝を測定することができる．

4.3　呼吸商と非たんぱく質呼吸商

排出した CO_2 量と消費した O_2 量の比を**呼吸商**（respiratory quotient：**RQ**）といい，次式で表される．

$$RQ = \frac{CO_2\ 排出量}{O_2\ 消費量}$$

糖質としてグルコースのみを利用する場合，反応式は次式で表され，CO_2 産生量と O_2 消費量は等しくなるため，呼吸商は 1 である．

$$C_6H_{12}O_6 + 6\,O_2 \longrightarrow 6\,CO_2 + 6\,H_2O$$

一方，脂質としてパルミチン酸のみを利用する場合，反応式は次式で表され，呼吸商は 16/23 より 0.70 となる．脂質の場合は，脂肪酸の種類によって異なるが，平均すると呼吸商は 0.71 である．呼吸商が 0.7 に近いほど脂質の燃焼割合が高く，1.0 に近いほど糖質の燃焼割合が高い．

$$C_{16}H_{32}O_2 + 23\,O_2 \longrightarrow 16\,CO_2 + 16\,H_2O$$

たんぱく質の場合は，たんぱく質の窒素含量を平均 16 ％ とし，たんぱく質の燃焼によって産生する CO_2 量は窒素 1 g あたり 4.75 L，消費される O_2 量は窒素 1 g あたり 5.92 L であることから，4.75/5.92 より呼吸商は 0.80 である．

たんぱく質が代謝されると，たんぱく質に含まれる窒素のほとんどが尿中に排泄される．したがって，尿中窒素量を測定すれば，たんぱく質の燃焼に由来する CO_2 排出量と O_2 消費量を知ることができる．この燃焼によって排出される CO_2 量と消費される O_2 量を知ることができれば，糖質と脂

表10.6 非たんぱく質呼吸商と酸素 1 L あたりの熱量

非たんぱく質呼吸商	1 L の O_2 消費に関与する割合（%）		1 L の O_2 に対する熱量（kcal）	非たんぱく質呼吸商	1 L の O_2 消費に関与する割合（%）		1 L の O_2 に対する熱量（kcal）
	糖質	脂質			糖質	脂質	
0.707	0	100	4.686	0.85	50.7	49.3	4.862
0.71	1.10	98.9	4.690	0.86	54.1	45.9	4.875
0.72	4.76	95.2	4.702	0.87	57.5	42.5	4.887
0.73	8.40	91.6	4.714	0.88	60.8	39.2	4.899
0.74	12.0	88.0	4.727	0.89	64.2	35.8	4.911
0.75	15.6	84.4	4.739	0.90	67.5	32.5	4.924
0.76	19.2	80.8	4.751	0.91	70.8	29.2	4.936
0.77	22.8	77.2	4.764	0.92	74.1	25.9	4.948
0.78	26.3	73.7	4.776	0.93	77.4	22.6	4.961
0.79	29.9	70.1	4.788	0.94	80.7	19.3	4.973
0.80	33.4	66.6	4.801	0.95	84.0	16.0	4.985
0.81	36.9	63.1	4.813	0.96	87.2	12.8	4.998
0.82	40.3	59.7	4.825	0.97	90.4	9.58	5.010
0.83	43.8	56.2	4.838	0.98	93.6	6.37	5.022
0.84	47.2	52.8	4.850	0.99	96.8	3.18	5.035
				1.00	100.0	0	5.047

Zuntz-Schumburg-Lusk（1928）をもとに作成.

質の燃焼量を知ることができる．次式で求められる呼吸商を**非たんぱく質呼吸商**（non-protein respiratory quotient：**NPRQ**）という．

$$NPRQ = \frac{CO_2\,排出量 - 4.75 \times 尿中窒素量}{O_2\,消費量 - 5.92 \times 尿中窒素量}$$

　非たんぱく質呼吸商と表10.6 を利用すれば，糖質と脂質の燃焼割合を求めることができる．また，たんぱく質の燃焼によって 1 L の O_2 あたり 4.485 kcal の熱量が発生することから，尿中窒素量からたんぱく質の燃焼によるエネルギー消費量を算出することができる．これと表10.6 を用いれば，エネルギー消費量を求めることができる．

4.4　二重標識水法

　二重標識水法（double labeled water method：**DLW 法**）では，水素と酸素の安定同位体を用いてエネルギー消費量を測定することができる．この方法では，対象者に ^2H と ^{18}O で標識された水を飲んでもらい，数日後の尿中の安定同位体の量を測定する．摂取した ^2H は ^2H_2O としてのみ排出される一方，摂取した ^{18}O は $H_2{}^{18}O$ のほかに呼気中の $C^{18}O_2$ としても排出される．この ^2H と ^{18}O の排出率の違いから，CO_2 排出率を求めることができる（図10.4）．

　CO_2 排出率と呼吸商から酸素消費量を求め，エネルギー消費量を算出す

同位体
原子番号が同じでも，中性子数の異なる原子が存在する．これらの原子を互いに同位体であるという．たとえば，水素には ^1H, ^2H, ^3H, 酸素には ^{16}O, ^{17}O, ^{18}O とそれぞれ 3 種類の同位体が存在する．

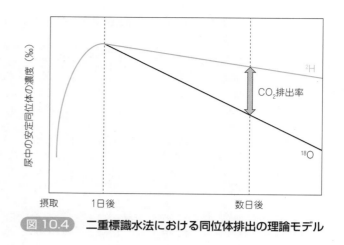

図 10.4　二重標識水法における同位体排出の理論モデル

ることができる．最も精度よくエネルギー消費量を測定できる方法である．
二重標識水は高価ではあるが，対象者への負担が小さいため乳幼児，妊婦，
高齢者を対象とした測定方法も可能である．

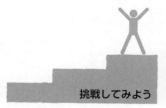

挑戦してみよう

復習問題を解いてみよう
https://www.kagakudojin.co.jp

第11章

栄養と遺伝子—分子栄養学概論—

この章で学ぶポイント

★生活習慣病の発症にかかわる遺伝的素因と環境要因について学ぼう.

★倹約遺伝子とはどんな遺伝子か,また,現代で倹約遺伝子が肥満や糖尿病の発症リスクを高めている理由を理解しよう.

★環境要因である食生活の改善により,生活習慣病の発症を抑制できることを理解しよう.

★胎生・乳児期の栄養環境が将来の疾患リスクを規定するDOHaD仮説において,エピジェネティック修飾が関与していることを理解しよう.

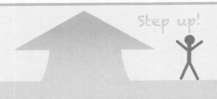

Step up!

ちょっと
◆学ぶ前に復習しておこう◆

生活習慣病	エキソン	イントロン	リガンド
運動不足や不適切な食生活,喫煙などが原因となる疾患の総称.メタボリックシンドローム,糖尿病,高血圧症,脂質異常症など.	真核生物の遺伝子配列のうちmRNAになる部分.転写され,スプライシングによってイントロンが除去されるとエキソン部分のみmRNAとなり,その後,翻訳に利用される.	介在配列.真核生物の遺伝子配列のうちmRNAにならず,スプライシングで除去される部分.	金属イオンや受容体に対するホルモンなど,ある物質に対して特異的(選択的)に結合する化合物.

1　遺伝子の機能に関する基礎

生活習慣病の発症には**遺伝的素因**と**環境要因**がかかわる．単一遺伝子異常による発症は少なく，複数の**遺伝子多型**が発症に関与している（図11.1）．

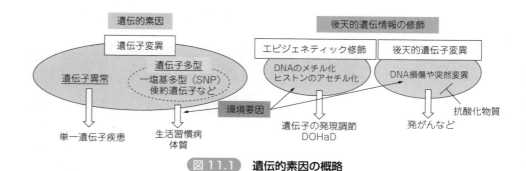

図 11.1 遺伝的素因の概略

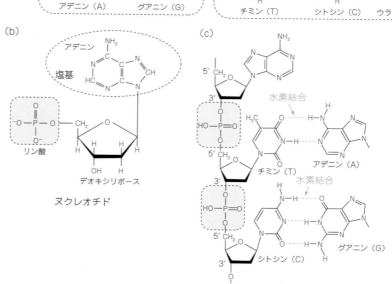

図 11.2 **DNA と RNA を構成する分子**

（a）DNA を構成する塩基（A と G はプリン塩基，T と C はピリミジン塩基）．RNA では T の代わりにウラシル（U）が使われる．

（b）DNA を構成するヌクレオチドはデオキシリボースにリン酸と塩基が結合したもの．

（c）塩基間の水素結合により DNA 構造が安定化している．T と A では 2 本の水素結合，C と G では 3 本の水素結合ができる．

1.1　ゲノム，DNA，染色体

生物のもつ遺伝情報を総称して**ゲノム**という．このゲノムは**デオキシリボ核酸**（deoxyribonucleic acid：**DNA**）からなる．DNA は，五炭糖の**デオキシリボース**に**リン酸基**と**塩基**が結合した**ヌクレオチド**が，鎖のように連なって構成されている（図11.2）．

DNA を構成する塩基は**アデニン**（**A**），**グアニン**（**G**）という**プリン塩基**と，**シトシン**（**C**），**チミン**（**T**）という**ピリミジン塩基**の4種類である（図11.2）．

DNA は，2本の DNA 鎖のアデニンとチミンとの間，グアニンとシトシンとの間での水素結合によって相補的塩基対を形成しており，**DNA 二重らせん構造**をとることで安定化している．細胞分裂時には，二本鎖を形成している DNA を鋳型にして，それぞれに相補的な鎖の**複製**が起こる．鋳型 DNA 鎖と同一の DNA 鎖が細胞に分配されるため，すべての体細胞は同一の DNA をもっている．DNA がヒストンたんぱく質に巻き付いた単位を**ヌクレオソーム**と呼び，ヌクレオソームが凝集したものを**クロマチン**と呼ぶ（図11.3）．このクロマチンの集合体が**染色体**を形成している．ヒトがもつ46本の染色体は，22対44本の常染色体と男性 XY，女性 XX の性染色体で構成される．

DNA は核内に存在するだけでなく，ミトコンドリアにも環状二本鎖の形で存在する．細胞内小器官である**ミトコンドリア**は，真核細胞内に取り込まれて共生した細菌に由来すると考えられている．進化の過程で細胞内小器官の細菌遺伝子はほとんど失われたが，現在でもミトコンドリアの機

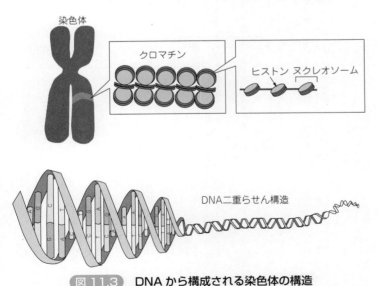

図 11.3　**DNA から構成される染色体の構造**

DNA を構成する塩基間（A と T，G と C）の水素結合により二重らせん構造が形成されている．ヒストンに DNA が巻き付いたヌクレオソームが凝集してクロマチンが形成されている．クロマチンがさらに凝集してクロマチン繊維となり，染色体が形成される．

能維持に不可欠なたんぱく質を形成するのに必要な遺伝子を含む環状二本鎖 DNA が残されている．卵には，精子由来のミトコンドリアがほとんど入らないため，母親由来の**ミトコンドリア DNA** が子どもに受け継がれている．

1.2　遺伝子

遺伝子とは，たんぱく質のアミノ酸配列に相当する情報を含む領域のことをいう．ヒトの細胞ひとつあたり約 2 m におよぶ非常に長い DNA 鎖のなかには，遺伝子が島状に点在している．ヒトの場合，約 30 億個の塩基対からなる DNA には，ヒトとして必要な情報を含む遺伝子が約 2 万 3,000 個ある．しかし，その遺伝子領域は DNA 全体の数％を占めるに過ぎず，DNA のほとんどはたんぱく質の情報をもたない配列である．遺伝子領域にはたんぱく質のアミノ酸配列情報を含む（たんぱく質をコードする）**エキソン**と，含まない**イントロン**が存在する（図 11.4）．

1.3　遺伝子からたんぱく質が合成されるまで

遺伝情報が，DNA → RNA →たんぱく質に伝達される流れを**セントラ**

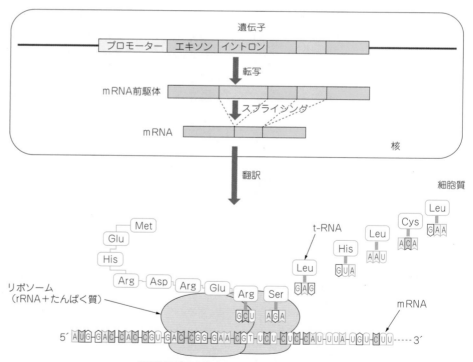

図 11.4　遺伝子の転写と翻訳の過程

核内で DNA から遺伝子のエキソンとイントロン部分の転写が起こり，その後スプライシングによって mRNA ができる．また，細胞質のリボソームにおいて，mRNA の 3 つの塩基（コドン）に対応するアミノ酸を tRNA が運んできて，たんぱく質が合成される．

ルドグマという.

　はじめに，核内で DNA の遺伝子を含む領域の塩基配列を鋳型として，**リボ核酸**（ribonucleic acid：**RNA**）に情報が写し取られる過程を**転写**という．RNA の塩基には，DNA と同じアデニン，グアニン，シトシンが使われるが，チミンの代わりに**ウラシル**（**U**）が使われる（図 11.2 を参照）．

　遺伝子の上流に存在するプロモーターに RNA ポリメラーゼが結合し，DNA から mRNA 前駆体が転写される．mRNA 前駆体は，**スプライシング**によってアミノ酸情報を含まないイントロンが除去されて，エキソンのみからなる**メッセンジャー RNA**（**mRNA**）となり，核外へ移動する．mRNA の 3 塩基の並びが 1 つのアミノ酸に対応することを**コドン**という（図 11.4 を参照）．1 つのアミノ酸に対応するコドンが 1 つだけなのは，メチオニンとトリプトファンのみであり，複数のコドンが同じアミノ酸に対応することが多い（**縮重**）．mRNA の遺伝情報がコドンによってアミノ酸に変換され，たんぱく質が合成される過程を**翻訳**という．翻訳は必ずメチオニンに対応する**開始コドン**（**AUG**）からスタートする．

　RNA に占める mRNA の割合は非常に少ない．ほかにも，RNA の約 5% を占める**転移 RNA**（tRNA）と約 95% を占める**リボソーム RNA**（**rRNA**）が存在する．tRNA は，クローバーの葉のような形をしており，mRNA のコドンと相補的な塩基対を形成する塩基が 3 つ並んだ**アンチコドン**をもつ．tRNA はアンチコドンに対応するそれぞれのアミノ酸と結合しており，アミノ酸をリボソームに運搬する役割をもつ．リボソームでは mRNA の配列（5′上流から 3′下流）に対応するアンチコドンをもつ tRNA が順番にアミノ酸を運ぶことで，新たなアミノ酸がペプチド結合で連なったたんぱく質合成が起こる（図 11.4 を参照）．rRNA はたんぱく質とリボソームを構成しており，リボソームでは mRNA からたんぱく質が合成される．

2 ｜ 栄養素に対する応答の個人差の遺伝的背景

2.1　栄養と遺伝子発現

　遺伝情報が RNA に転写され，たんぱく質に翻訳されて機能することで，形質が現れることを**遺伝子発現**という．栄養素が，遺伝子の発現制御に影響を及ぼすことが知られており，そのなかでも，**ビタミン A** と**ビタミン D** による遺伝子発現調節のメカニズムはよく知られている．

　ビタミン A のカルボン酸型である**レチノイン酸**は**核内受容体**であるレチノイン酸受容体（RAR）に結合し，9-*cis*-レチノイン酸はレチノイド X 受容体（RXR）と結合する．この RAR と RXR が二量体を形成して，DNA 上のビタミン A 受容体の応答配列に結合すると，標的遺伝子の遺伝

核内受容体

脂溶性のビタミンやホルモンは，細胞膜を通過して核内受容体のリガンドとなる．リガンドが結合した核内受容体は標的遺伝子の上流にある応答配列に結合して，遺伝子の転写を調節する．

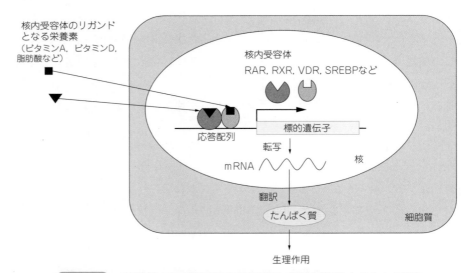

図 11.5　**栄養素による遺伝子発現の制御（核内受容体を介した経路）**

栄養素のリガンドが核内受容体を活性化して，標的遺伝子の転写を誘導する．翻訳により
たんぱく質が合成されて生理作用を示す．

子発現を誘導する（図 11.5）．これにより，個体発生における形態・形
成や上皮組織の機能維持などの生理作用が生じる．

　　活性化型ビタミン D は，核内受容体のビタミン D 受容体（VDR）に結
合する．VDR は，RXR と二量体を形成して，DNA に結合することで標
的遺伝子の発現を調節する．この標的遺伝子の発現調節によって，小腸，
腎臓，骨におけるカルシウムの代謝調節や細胞の分化や増殖にも関与して
いる．ビタミン A，D のほかにも，**コレステロール**や**脂肪酸**が遺伝子発
現を調節することが知られている．たとえばコレステロールは，ステロー
ル応答領域結合たんぱく質（SREBP）を介して，脂肪酸合成やコレステロー
ル合成にかかわる遺伝子の発現を調節する．

2.2　遺伝子多型と SNP

　　ヒトでは，約 30 億個の塩基対からなる DNA の塩基配列のうち，99.9%
は共通した配列であり，0.1% の配列にのみ差異が存在する．このうち，
遺伝子内の塩基配列が個人間で異なることを**遺伝子変異**という．遺伝子変
異は塩基配列の置換や挿入，欠失により起こる．

　　この遺伝子内の変異が集団内で 1% 未満にしか見られず，非常に稀であ
るときには遺伝子異常といい，1% 以上の割合で存在するときには**遺伝子
多型**という．

　　多型にはいくつか種類があり，最も数が多いのが**一塩基多型**（single
nucleotide polymorphism：**SNP**）である（図 11.6）．1 つの塩基がほか
の塩基と置換しているものを SNP と呼び，DNA 全領域にわたって数百塩

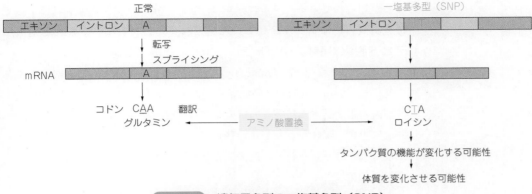

図 11.6 遺伝子多型の一塩基多型（SNP）

SNP が mRNA のコドンを変化させてアミノ酸置換を起こすことがある. たんぱく質の機能が変化する場合は体質の差を生む.

基に 1 つの頻度で存在しており，ゲノムには 300 万個以上が存在する.

　コピー数多型（copy number variation：CNV）とは，1 つの細胞あたりの遺伝子が 1 つ（1 コピー）のみもしくは 3 つ（3 コピー）以上など，遺伝子の個数（コピー数）が異なるものをいう. コピー数が多いほど，その遺伝子によって翻訳されるたんぱく質の量も増加する. たとえば，でんぷん摂取量が少なく，たんぱく質摂取量が多い人種に比べて，でんぷんを多く摂取する日本人では，唾液のアミラーゼ遺伝子のコピー数が多い傾向を示す. 遺伝子多型によって，その遺伝子の発現量が増減することや，遺伝子から翻訳されたたんぱく質の機能変化につながることがあるが，まったく表現型に影響を与えない多型も存在する（図 11.6 を参照）. これは，遺伝子内であってもイントロン内に多型が存在する場合や，エキソン内であっても同一アミノ酸に翻訳される（**コドンの縮重**），あるいはたんぱく質に翻訳されない位置に多型があると，アミノ酸への翻訳に影響を与えない場合があるためである. 遺伝子多型は，遺伝子内の塩基配列の個人差であり，単独で病気の発症に関与するものではなく，**体質**の差を説明するタイプの変異であることが多い.

(1) 遺伝子異常により発症する単一遺伝子疾患（フェニルケトン尿症）

　フェニルケトン尿症は，約 8 万人に 1 人の割合で発症する難病で，フェニルアラニンから**チロシン**へ変換するフェニルアラニン水酸化酵素の遺伝子異常を，両親どちらからも受け継ぐことで発症する〔**潜性（劣性）遺伝**〕.

　この遺伝子異常があると，フェニルアラニンが体内に蓄積してチロシンの量が低下する. これにより精神発達が障害されるため，新生児にはフェニルアラニンを除去したミルクを用いる必要があり，生涯にわたって低フェニルアラニン食による食事療法が必要となる.

(2) 遺伝子多型による体質の差（2 型アルデヒド脱水素酵素）

　栄養素の代謝と遺伝子多型については，個人差だけでなく人種差がある

ことが知られている．アルコールは，まずアルコール脱水素酵素によって毒性物質のアセトアルデヒドに代謝され，アセトアルデヒドは**2型アルデヒド脱水素酵素（ALDH2）**により，酢酸に解毒代謝される．この ALDH2 の遺伝子多型（Glu487Lys※）がアセトアルデヒドの分解しやすさに関与している．ALDH2 の低酵素活性を示す Lys 型は，日本人，中国人，韓国人の東アジア人に多く，アセトアルデヒドが体内に蓄積するため，飲酒後に頭痛，嘔吐などしやすい体質を示す．一方，欧米人ではその遺伝子多型はほとんど見られず，飲酒による影響をうけにくい．

※ 487 番目のアミノ酸がグルタミン酸からリシンに変異している．

(3) その他

　上記以外にも，栄養素の消化，吸収，代謝にかかわる遺伝子多型や変異が存在しており，各個人は異なる栄養素の代謝を行っている．将来，各個人の遺伝情報を知ることができれば，遺伝子多型から栄養素が関係する疾患のリスクを予想することが可能になる．その遺伝子多型に基づく食事内容の改善が疾患予防に役立つものと期待される．

3 ｜ 生活習慣病の発症にかかわる遺伝子多型

3.1　遺伝的素因と環境要因

　病気の発症には**遺伝的素因**と**環境要因**の 2 つがかかわっている．各個人の遺伝的素因に食事や運動などの環境要因が加わる，あるいは相互作用することで多くの疾患が発症する．**生活習慣病**は，食習慣や運動習慣，休養，喫煙，飲酒等の生活習慣，すなわち環境要因によって発症・進行が大きな影響をうける疾患群（糖尿病，脂質異常症，高血圧症など）のことをいう．たとえば，生活習慣病のひとつである 2 型糖尿病において，単一の遺伝子異常（グルコキナーゼ，インスリン遺伝子など）を原因として発症する患者はごくわずかである．多くの生活習慣病は，発症に影響力の小さな遺伝子が複数作用し，さらに環境要因が加わって発症すると考えられている（図11.7）．

　遺伝子の塩基配列は，食事内容などの環境要因によっては変化しない．遺伝的素因は親から子どもに受け継がれる．しかし，遺伝的素因に環境要因が加わって発症する生活習慣病では，食生活の改善や運動などの生活習慣を変えることで発症リスクを下げることができる．

国家試験ワンポイントアドバイス
生活習慣病は複数の遺伝子が発症に関与する多因子疾患である．食生活の改善や運動によって環境要因を変えることで，発症を予防できる．

3.2　倹約遺伝子仮説

　ヒトが食糧を安定して得ることができるようになったのは，ごく最近のことであり，ヒトは長い間，飢餓にさらされていた．**ニール**（J. V. Neel）は，飢餓に強くなり，生き延びるためには，脂肪を蓄積しやすく，基礎代謝を低下させるエネルギーの倹約につながる遺伝子（**倹約遺伝子**もしくは**肥満**

国家試験ワンポイントアドバイス
倹約遺伝子は，少ないエネルギーを効率的に利用するために，基礎代謝量を低下させたり，脂肪として蓄積させたりする遺伝子である．

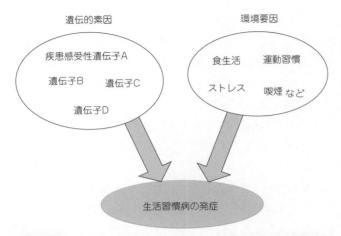

図 11.7　**生活習慣病の発症における遺伝的素因と環境要因**
遺伝的素因には複数の効果の小さな疾患感受性遺伝子が関与している．多くの生活習慣病は遺伝的素因に環境要因が加わって発症する．

遺伝子ともいう）をもつヒトが生存に有利であり，生き残ってきたとする**倹約遺伝子仮説**を提唱した．飢餓状態では有利であった，脂肪を蓄積しやすいタイプの変異や，エネルギーを倹約するタイプの変異をもつ人は，豊富な食糧が手に入り生活環境も異なる現代において，肥満や 2 型糖尿病になりやすい．倹約遺伝子には，β3 アドレナリン受容体，脱共役たんぱく質（UCP1），ペルオキシソーム増殖因子活性化受容体γ（PPARγ）の遺伝子などがある．

(1) β3 アドレナリン受容体

　β3 アドレナリン受容体とは，倹約遺伝子のひとつである．肥満，糖尿病を高率で発症するピマ・インディアンが，この遺伝子多型（Trp64Arg* 多型）を高頻度（約 30%）でもつことから見つかった．エネルギーの貯蔵庫として働く**白色脂肪組織**と，熱産生によりエネルギーを消費させる働きをもつ**褐色脂肪組織**に多く存在する．

　寒冷曝露や過食などの交感神経刺激によりノルアドレナリンが放出されて，β3 アドレナリン受容体が活性化されると，白色脂肪組織ではホルモン感受性リパーゼが活性化され，脂肪分解が促進する．

　褐色脂肪組織では，β3 アドレナリン受容体を介して，ホルモン感受性リパーゼの活性化とともに，脱共役たんぱく質（UCP1）を増加させることで，熱産生によるエネルギー消費を亢進させる．

　この遺伝子で Trp64Arg 多型をもつ人では，脂肪分解が抑制され，基礎代謝量が低下することが知られている．日本人でも，この多型が肥満と関連することが報告されている．なお，日本人はこの多型を高頻度（約 20%）でもつとされている．

＊アミノ酸のうち，64 番目のトリプトファンがアルギニンに変異している．

（2）脱共役たんぱく質（UCP1）

脱共役たんぱく質（UCP1）とは，**褐色脂肪組織**に特異的に存在するたんぱく質で，β3 アドレナリン受容体を介して遺伝子の発現が増加し，熱産生を亢進させる．UCP1 遺伝子の発現に影響を与える領域の遺伝子多型（SNP）が，肥満と関連することが報告されている．

日本人においても，β3 アドレナリン受容体の Trp64Arg 多型と UCP1 の SNP をあわせもつ人では，肥満時の減量効果に差が見られることが報告されている．

（3）ペルオキシソーム増殖因子活性化受容体γ（PPARγ）

ペルオキシソーム増殖因子活性化受容体γ（PPARγ）とは，DNA に結合して転写因子として働く核内受容体のひとつであり，脂肪細胞への分化を促進する遺伝子である．PPARγ2 遺伝子のアミノ酸置換を伴う多型（Pro12Ala*）では，PPARγ の転写活性化が低下する．この多型は，2 型糖尿病患者よりも糖尿病に罹っていない人で多く見られることから，PPARγ の機能を低下させることでエネルギー過多の環境に対して脂肪蓄積の抑制，2 型糖尿病発症の抑制に働いていると考えられる．

> ＊12 番目のアミノ酸がプロリンからアラニンに変異している．

3.3　後天的な遺伝情報の修飾と栄養素との相互作用

（1）エピジェネティック修飾と遺伝子発現

DNA の塩基配列の変化は伴わず，DNA のシトシンがメチル化されたり，ヒストンたんぱく質がアセチル化あるいはメチル化される現象を**エピジェネティック修飾**という．

DNA のなかで遺伝子の転写領域の近傍（**プロモーター領域**）には，シトシンとグアニンの並んだ配列が多く存在する．この領域を **CpG アイランド**という．この CpG アイランドの C（**シトシン**）の多くが**メチル化**されるとクロマチンが凝縮して，遺伝子の転写が抑制される．反対に，DNA の脱メチル化は遺伝子の転写を増加させる（図 11.8）．

また，DNA が巻き付いているヒストンも化学的な修飾をうける．ヒストンを構成するたんぱく質のアミノ酸（**リシン**）が**アセチル化**，メチル化される．ヒストンのリシン残基がアセチル化されると負電荷をもつ DNA のリン酸基との結合が弱まり，クロマチンの構造が緩む．そこに遺伝子の転写に必要なたんぱく質（**転写因子**）が結合することができ，遺伝子の転写が促進される．そのため，ヒストンの高アセチル化状態では転写が活性化される．反対にヒストンのメチル化はクロマチンを凝集させることで転写を抑制する．これらのエピジェネティック修飾は胎児期や乳児期に起こりやすいが，成人になっても記憶されており，維持されることがあるため，将来の生活習慣病の発症に影響を与えることがわかっている．

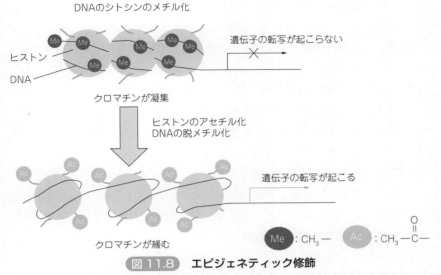

図11.8　エピジェネティック修飾

DNA の CpG アイランドのシトシンが高メチル化されると，クロマチンが凝集して遺伝子の転写が抑制される．ヒストンのアセチル化が起こると，クロマチンが緩んで遺伝子の転写が活性化する．

Column

胎児期の栄養が出生後の疾患発症に関与する

第二次世界大戦時中のオランダでは，大寒波と食糧禁輸措置によって食糧不足となり，オランダ飢饉が発生した（1944 ～ 1945 年）．妊娠期にこの飢餓を経験した母親から生まれた子どもは，成人してから肥満，糖尿病，虚血性心疾患を多く発症したとする報告がある．

胎児期に低栄養状態にさらされた子どもは，少ない栄養を倹約して効率的に利用できるよう適応することで倹約型になるが，出生後に十分な栄養が得られると，過栄養となり，肥満になってしまうと考えられる．胎児期や乳児期に低栄養状態を経験すると，低栄養環境に適応するために必要な遺伝子の発現量を変化させる，不可逆なエピジェネティック修飾が起こる．しかし，乳児期以降に予期した低栄養状態とは異なる環境となった場合には，適応によるエピジェネティック修飾が不利に働き，成人期の生活習慣病の発症リスクを高めてしまう．

このように，出生前後（胎児期～乳児期）における生育環境が，将来の疾病の発生や健康状態に影響を及ぼすという概念として，**DOHaD**（developmental origins of health and disease）**仮説**が提唱されている．日本では，低出生体重児が増加しており，成人発症の 2 型糖尿病に低出生体重が関連することが報告されている．妊娠中の母体体重増加量が少ないこと，妊娠前の母体の体重が低いことが，子どもの出生体重の低下と関連するとされている．飽食の時代にもかかわらず，胎児発育に必要な栄養摂取が十分でないことが問題である．一方で，母親が肥満の場合にも，子どもの肥満を増加させることが知られており，エピジェネティック修飾の関与が想定されている．そのため，次世代の健康維持のためには，妊娠期の母親の食事管理は非常に重要である．

（2）後天的遺伝子の変異と抗酸化物質

　環境要因によってDNAに損傷や塩基配列の突然変異が起こることで生じた遺伝子の変異を「後天的な遺伝子変異」という．この遺伝子変異は発がんの要因のひとつとなる．

　食品中のがん原因物質や紫外線などの環境要因によって，発がんに関与する遺伝子の塩基配列に突然変異や損傷が起こり，その遺伝子変異が修復されずに蓄積すると発がんの原因となる．細胞のがん化は以下の3段階を経て起こると考えられている．

【第1段階　イニシエーション】

　発がん物質，放射線，紫外線などによってDNAに損傷が起こり，がん抑制遺伝子（p53遺伝子）の変異や，がん化を誘導する変異が蓄積する．ミトコンドリアで生じる活性酸素もイニシエーションに関与する．

【第2段階　プロモーション】

　ホルモン，たばこなどの増殖因子が作用してがん化した細胞が異常に増殖し，発がんが促進される．

【第3段階　プログレッション】

　がんの悪性度が増し，血管新生や転移が起こる．

植物性抗酸化物質の作用

植物性食品にはビタミンC，ビタミンE，ポリフェノール（カテキン，フラボノイド，クロロゲン酸を含む）などの抗酸化物質が多く含まれている．抗酸化物質は活性酸素を消去することで発がんのイニシエーションにおけるDNAの酸化的損傷を抑制して，発がんリスクを低減させる．抗酸化物質が多く含まれる植物性食品を多く摂取することで，発がんだけでなく，活性酸素による酸化ストレスが発症にかかわる生活習慣病に対しても抑制する効果が期待されている．

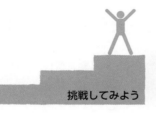

挑戦してみよう

復習問題を解いてみよう
https://www.kagakudojin.co.jp

参考文献・参考情報

第 1 章

福岡伸一，『生物と無生物のあいだ』講談社（2007）．

Trudy McKee，James R. McKee，市川　厚監修，福岡伸一監訳，『マッキー生化学：分子から解き明かす生命 第 6 版』化学同人（2018）．

大村正史，本　三保子，山田一哉，『化学・生化学　人体の構造と機能』〈栄養管理と生命科学シリーズ〉理工図書（2011）．

D. サダヴァほか，石崎泰樹，中村千春監訳，小松佳代子訳，『アメリカ版大学生物学の教科書：カラー図解第 1 巻（細胞生物学）』〈ブルーバックス〉講談社（2021）．

第 2 章

池田彩子，鈴木恵美子，脊山洋右，野口　忠，藤原葉子編，『基礎栄養学』〈新スタンダード栄養・食物シリーズ 9〉東京化学同人（2015）．

田地陽一編，『基礎栄養学　第 4 版』〈栄養科学イラストレイテッド〉羊土社（2020）．

近藤保彦，小川園子，菊水健史，山田一夫，富原一哉編，『脳とホルモンの行動学　行動神経内分泌学への招待：カラー版』西村書店（2010）．

山本　隆，『楽しく学べる味覚生理学：味覚と食行動のサイエンス』建帛社（2017）．

第 3 章

厚生労働省，「日本人の食事摂取基準（2020 年版）」（2019）．
　　https://www.mhlw.go.jp/stf/seisakunitsuite/bunya/kenkou_iryou/kenkou/eiyou/syokuji_kijyun.html

中屋　豊，宮本賢一編，『エッセンシャル基礎栄養学』医歯薬出版（2005）．

鈴木和春，鈴木孝子，梶田康孝，『基礎栄養学』〈サクセス管理栄養士・栄養士養成講座〉第一出版（2021）．

柴田克己，合田敏尚編，『基礎栄養学』〈健康・栄養科学シリーズ〉南江堂（2020）．

第 4 章

厚生労働省，「日本人の食事摂取基準（2020 年版）」（2019）．
　　https://www.mhlw.go.jp/stf/seisakunitsuite/bunya/kenkou_iryou/kenkou/eiyou/syokuji_kijyun.html

板倉弘重監修，近藤和雄，市丸雄平，佐藤和人，『医科栄養学』建帛社（2010）．

第 5 章

Trudy McKee，James R. McKee，市川　厚監修，福岡伸一監訳，『マッキー生化学：分子から解き明かす生命 第 6 版』化学同人（2018）．

Jeremy M. Berg，John L. Tymoczko，Gregory J. Gatto, Jr.，Lubert Stryer 著，入村達郎，岡山博人，清水孝雄，仲野　徹監訳，『ストライヤー生化学　第 8 版』東京化学同人（2018）．

Denise R. Ferrier，石崎泰樹，丸山　敬監訳，『イラストレイテッド生化学』〈リッピンコットシリーズ〉丸善出版（2019）．

鈴木和春，鈴木孝子，梶田康孝，『基礎栄養学』〈サクセス管理栄養士・栄養士養成講座〉第一出版（2021）．

柴田克己，合田敏尚編著，『基礎栄養学　改訂第 6 版』〈健康・栄養科学シリーズ〉南江堂（2020）．

下村吉治，「分枝アミノ酸代謝の調節機構」，日本栄養・食糧学会誌，**65**，97-103（2012）．

厚生労働省，「日本人の食事摂取基準（2020 年版）」（2019）．

  https://www.mhlw.go.jp/stf/seisakunitsuite/bunya/kenkou_iryou/kenkou/eiyou/syokuji_kijyun.html

文部科学省科学技術・学術審議会資源調査分科会報告，「日本食品標準成分表 2020 年版（八訂）」（2020）．

  https://www.mext.go.jp/a_menu/syokuhinseibun/mext_01110.html

第6章

江頭祐嘉合，真田宏夫編著，『基礎栄養の科学』〈栄養管理と生命科学シリーズ〉理工図書（2017）．

小林謙一編著，『基礎栄養』〈栄養管理と生命科学シリーズ〉理工図書（2021）．

田地陽一編，『基礎栄養学　第 4 版』〈栄養科学イラストレイテッド〉羊土社（2020）．

大村正史，本　三保子，山田一哉編著，『化学・生化学　人体の構造と機能』〈栄養管理と生命科学シリーズ〉理工図書（2011）．

伊藤貞嘉，佐々木敏監修，『日本人の食事摂取基準：厚生労働省「日本人の食事摂取基準」策定検討会報告書 2020 年版』第一出版（2020）．

第7章

日本ビタミン学会編，『ビタミン・バイオファクター総合事典』朝倉書店（2021）．

厚生労働省，「日本人の食事摂取基準（2020 年版）」（2019）．

  https://www.mhlw.go.jp/stf/seisakunitsuite/bunya/kenkou_iryou/kenkou/eiyou/syokuji_kijyun.html

John W. Erdman Jr., Ian A. Macdonald, Steven H. Zeisel 編，木村修一，古野純典監修，小川佳宏，桑田　有，駒井三千夫，武田英二，徳留信寛，伏木　亨，渡邊敏明翻訳・編集，『最新栄養学：専門領域の最新情報』，建帛社（2014）．

薗田　勝編，『生化学　第 3 版』〈栄養科学イラストレイテッド〉羊土社（2018）．

北島幸枝編，『応用栄養学　第 2 版』〈ステップアップ栄養・健康科学シリーズ 10〉化学同人（2020）．

東山幸恵編，『臨床栄養学』〈ステップアップ栄養・健康科学シリーズ 12〉化学同人（2017）．

第8章

糸川嘉則，五島孜郎責任編集，『生体内金属元素』光生館（1994）．

須田立雄，小澤英浩，髙橋榮明編著，『新 骨の科学：Bone Biology　第 2 版』医歯薬出版（2016）．

西沢良記ほか編，『カルシウム：その基礎・臨床・栄養』全国牛乳普及協会（1999）．

医薬基盤・健康・栄養研究所監修，『国民健康・栄養の現状：The National Health and Nutrition Survey Japan：令和元年厚生労働省国民健康・栄養調査報告より（令和元年）』第一出版（2016）．

伊藤貞嘉，佐々木敏監修，『日本人の食事摂取基準：厚生労働省「日本人の食事摂取基準」策定検討会報告書 2020 年版』第一出版（2020）．

牛乳乳製品健康科学会議，J ミルク編，『牛乳と健康：わが国における研究の軌跡と将来展望：牛乳乳製品健康科学会議総説集』ライフサイエンス出版（2015）．

第9章

小林謙一編著，『基礎栄養』〈栄養管理と生命科学シリーズ〉理工図書（2021）．

柴田克己，合田敏尚編著，『基礎栄養学　改訂第 6 版』〈健康・栄養科学シリーズ〉南江堂（2020）．

林　淳三監修，木元幸一，鈴木和春編著，『基礎栄養学　3 訂』〈N ブックス〉建帛社（2015）．

鈴木継美，和田　攻，『ミネラル・微量元素の栄養学』第一出版（1994）．

第 10 章

厚生労働省，「日本人の食事摂取基準（2020 年版）」（2019）.
　https://www.mhlw.go.jp/stf/seisakunitsuite/bunya/kenkou_iryou/kenkou/eiyou/syokuji_kijyun.html
山本順一郎編，『運動生理学　第 4 版』〈エキスパート管理栄養士養成シリーズ 16〉化学同人（2018）.
田中紀子，平野直美編，『スポーツ栄養学』〈ステップアップ栄養・健康科学シリーズ 15〉化学同人（2019）.

第 11 章

G. Karp, 山本正幸，渡辺雄一郎，大杉美穂，児玉有希訳，『カープ分子細胞生物学　第 7 版』東京化学同人（2016）.
池田彩子，鈴木恵美子，脊山洋右，野口　忠，藤原葉子編，『基礎栄養学』〈新スタンダード栄養・食物シリーズ 9〉
　東京化学同人（2015）.
柴田克己，合田敏尚編著，『基礎栄養学　改訂第 6 版』〈健康・栄養科学シリーズ〉南江堂（2020）.
田地陽一編，『基礎栄養学　第 4 版』〈栄養科学イラストレイテッド〉羊土社（2020）.
松本明子，「アルデヒド脱水素酵 2（ALDH2）の構造・機能の基礎と ALDH2 遺伝子多型の重要性」，日衛誌，
　71，55-68（2016）.
板橋家頭夫，松田義雄編著，『DOHaD-その基礎と臨床』金原出版（2008）.
小川佳宏，伊東宏晃企画，「DOHaD-われわれの健康と疾患リスクは胎生期・発達期の環境でどこまで決まるの
　か？」，実験医学，**38**，No.6（2020）.

索引

● 執筆者略歴 ●

大木　淳子（おおき　じゅんこ）
東京農業大学大学院農学研究科食品栄養学
専攻修了
現在　山陽学園短期大学健康栄養学科講師
専門　基礎栄養学，応用栄養学
博士（食品栄養学）

勝間田　真一（かつまた　しんいち）
東京農業大学大学院農学研究科農芸化学専
攻修了
現在　東京農業大学応用生物科学部栄養科
　　　学科准教授
専門　栄養生理学
博士（農芸化学）

楠堂　達也（くすどう　たつや）
京都大学大学院農学研究科食品生物科学専
攻修了
現在　帝塚山学院大学人間科学部食物栄養
　　　学科准教授
専門　栄養生化学
博士（農学）

國本　あゆみ（くにもと　あゆみ）
岡山県立大学大学院保健福祉学研究科保健
福祉科学専攻修了
現在　くらしき作陽大学食文化学部栄養学
　　　科講師
専門　基礎栄養学，応用栄養学
博士（栄養学）

小林　謙一（こばやし　けんいち）
京都大学大学院農学研究科食品生物科学専
攻修了
現在　ノートルダム清心女子大学人間生活
　　　学部食品栄養学科教授
専門　栄養生化学，基礎栄養学，食品機能
　　　学
博士（農学）

小林　美里（こばやし　みさと）
名古屋大学大学院生命農学研究科応用分子
生命科学専攻修了
現在　名古屋学芸大学管理栄養学部管理栄
　　　養学科准教授
専門　栄養生化学
博士（農学）

竹中　康之（たけなか　やすゆき）
京都大学大学院農学研究科食品工学専攻
（修士課程）修了
現在　神戸松蔭女子学院大学人間科学部食
　　　物栄養学科教授
専門　食生活学，食品科学
博士（農学）

中谷　祥恵（なかたに　あきえ）
城西大学大学院薬学研究科薬学専攻修了
現在　城西大学薬学部薬科学科助教
専門　機能性食品，骨・軟骨代謝学
博士（薬学）

福渡　努（ふくわたり　つとむ）
京都大学大学院農学研究科食品工学専攻中
退
現在　滋賀県立大学人間文化学研究院教授
専門　栄養生理学，栄養生化学
博士（農学），博士（人間文化学）

本間　一江（ほんま　かずえ）
静岡県立大学大学院生活健康科学研究科食
品栄養科学専攻（修士課程）修了
現在　株式会社メトセラ
専門　栄養生理学
博士（食品栄養科学）

（五十音順）

ステップアップ栄養・健康科学シリーズ 9

基礎栄養学 栄養素の働きと代謝のしくみを理解するために

第1版 第1刷 2023年3月30日

編　　者　小林　謙一
　　　　　福渡　努
発　行　者　曽根　良介
発　行　所　㈱化学同人

〒600-8074　京都市下京区仏光寺通柳馬場西入ル
編集部　TEL 075-352-3711　FAX 075-352-0371
営業部　TEL 075-352-3373　FAX 075-351-8301
　　　　　　　　　　　振　替　01010-7-5702
e-mail　webmaster@kagakudojin.co.jp
URL　https://www.kagakudojin.co.jp
印刷・製本　西濃印刷㈱

検印廃止

本書のご感想を
お寄せください

ステップアップ栄養・健康科学シリーズ

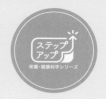

★高校で生物や化学を学んでいない学生にも，わかりやすく記述され，やさしく学び始められます．管理栄養士国家試験受験に備えて，基礎の力がつく教科書シリーズです．

★各巻の各章についての復習問題はWEBサイトで解けます．PCやスマホで解けるので，気軽に挑戦できます．

★各巻 B5判 176～280頁 2色刷 定価2530～3520円（税込み）

シリーズラインアップ

● 既刊　○ 未刊

① 社会・環境と健康

② 生化学

③ 解剖生理学

④ 食品学Ⅰ
　──食品成分とその機能を正しく理解するために

⑤ 食品学Ⅱ
　──食品の分類と特性・用途を正しく理解するために

⑥ 食品加工学
　──公正な加工食品を支えるしくみを理解し利用するために

⑦ 調理学
　──食品の調理特性を正しく理解するために

⑧ 食品衛生学
　──食をとりまく危害要因を科学の視点から正しく理解するために

⑨ 基礎栄養学
　──栄養素の働きと代謝のしくみを理解するために

⑩ 応用栄養学（第2版）
　──ライフステージ別の栄養ケア・マネジメントを正しく理解するために

⑪ 栄養教育論
　──栄養教育マネジメントに必要な理論と技法を身につけるために

⑫ 臨床栄養学
　──疾患別の栄養管理プロセスを正しく理解するために

⑬ 公衆栄養学
　──地域から国内外までの栄養問題に取り組むために

⑭ 給食経営管理論
　──給食のマネジメントを総合的に理解するために

⑮ スポーツ栄養学
　──栄養サポートの理論と実践力をバランスよく身につけるために

★ 詳しくは化学同人ホームページをご覧下さい　https://www.kagakudojin.co.jp